Stephen Fulder

Über Ginseng

Ein Wissenschaftler berichtet

Hörnemann

Originalverlag: Thorsons Publishers Limited,
Wellingborough, England
Originaltitel: About Ginseng
Aus dem Englischen von Claudia Kölling
Layout und Einband: Rolf Bünermann

Gesamtherstellung: Mohndruck
Graphische Betriebe GmbH, Gütersloh
Printed in Germany
Buch-Nr. 239/04087 · ISBN 3-87384-487-7

Inhalt

Erstes Kapitel

Ginseng — der Bruder Somas

Der Ginseng kann als eine der interessantesten der zahllosen bekannten Heilpflanzen gelten. Er ist die einzige Pflanze, die jahrtausendelang als universelles Heilmittel galt. Sein voller Name, *Panax ginseng,* spiegelt dieses Ansehen, denn panax stammt wie auch Panacee von dem griechischen Wort für ›allheilend‹ ab.
Keine andere Pflanze wird im Orient in so großem Umfang für so vielfältige Leiden und Störungen gebraucht. Die chinesische Medizin, die ohne jeden Zweifel zu den hochentwickeltsten uns bekannten medizinischen Systemen gehört, stützt sich in zweierlei Hinsicht maßgeblich auf Ginseng: zum einen als allgemeines Tonikum und Stärkungsmittel, zum anderen gehört er als unabdingbarer Bestandteil in die Reihe der Pflanzen, die zur Behandlung schwerer Krankheiten dienen.
Ginseng ist in seiner Art einzigartig: er ist eine Pflanze, die insbesondere im Alter zur Bekämpfung von Degenerationserscheinungen und Leistungsschwund eingesetzt wird. Es überrascht nicht, daß er von alters her höchstes Ansehen genießt, was sich in vielen Geschichten und Sagen niedergeschlagen hat; man könnte sagen, daß keine andere Pflanze so sagenumwoben wie Ginseng ist.
Für uns sind noch weitere außerordentliche Aspekte der Pflanze von Interesse: sie scheint die einzige zu sein, die absolut klar die Denkweise verkörpert, auf der die Naturheilverfahren basieren; keine andere Heilpflanze dürfte außerdem Gegenstand so umfangreicher wissenschaftlicher Untersuchungen mit derart verblüffenden und auch widersprüchlichen Ergebnissen gewesen sein. Und schließlich kann die befremdende Tatsache nicht übersehen werden, daß keine andere Heilpflanze auf der einen Hälfte des Erdballs so hohes Ansehen genießt und auf der anderen Hälfte so mißachtet wird.
Panax ginseng ist der botanische Name dieses Strauchs aus der Familie der Araliaceen. Er wächst tief im Innern undurchdringlicher Wälder und bevorzugt eine feuchte, schattige Umgebung. Er hat fünfzählig gefingerte Blätter, die an einem bis zu ein Meter hohen Stengel sitzen. Im Frühsommer trägt er kleine blaßlila Blüten und im Herbst rotschwarze Beeren. Heilkräftig ist die Wurzel,

die weiß, verzweigt, fleischig und mit feinen Wurzeladern überzogen ist. Es gibt verschiedene Spezien und Abarten der Pflanze. *Panax ginseng* wächst in China, Korea und im Osten der UdSSR, *panax japonicus* in Japan. *Panax pseudo-ginseng* und verwandte Arten sind im indischen und nepalesischen Himalaja zu finden. *Panax quinquefolium* wächst in Amerika. Die Ginsengwurzel ist oft menschenähnlich geformt. Von daher ihr chinesischer Name ›ginseng‹, was ›Menschenwurzel‹ heißt; auch der irokesisch-indianische Name für die Pflanze, ›garantoquen‹, nimmt Bezug auf die Form, auf den männlichen Oberschenkel. Die Alraunewurzel ist ebenfalls menschenähnlich geformt; aufgrund einiger ähnlicher Sagen – z. B., daß die Pflanze schreit, wenn sie aus dem Boden gezogen wird – werden die beiden Heilpflanzen manchmal miteinander verwechselt, obwohl sie tatsächlich nichts miteinander gemein haben.

Ginseng und seine Mythen

Eine so bedeutende Heilpflanze wie Ginseng ist den Menschen, denen sie vertraut ist, mehr als nur ein Heilmittel. Sie ist ein echtes Geschenk gütig gesonnener, göttlicher Mächte. Umfangreiche Rituale begleiten das Sammeln, Pflanzen, Aufbewahren, Zubereiten und den Verzehr der Wurzel. Aus den zahlreichen Mythen wurden viele Namen geschöpft. Eine Geschichte erzählt, wie ein Dorf namens Shantan in der Provinz Shensi nächtelang durch ein Stöhnen und Wimmern irgendwo hinter dem Dorf beunruhigt wurde. Obwohl diese eigenartigen Vorkommnisse die Dorfbewohner mit Angst erfüllten, organisierten sie schließlich eines Nachts eine Expedition, um die Ursache für die übernatürlichen Töne zu finden. Ausgerüstet mit Fackeln und Stöcken fanden sie schließlich, etwa eine Meile vom Dorf entfernt, einen großen Strauch, aus dem die Töne kamen. Sie gruben den Strauch aus und fanden darunter eine riesige Wurzel von Gestalt und Größe eines Menschen. Daraufhin verstummte das Wimmern. Die Wurzel wurde bekannt als ›Erdgeist‹ (ti-ching).
Der Name Ginseng ist von den Worten *jen shen* abgelei-

tet, was nicht nur auf die menschenähnliche Form, sondern auch auf das Sternbild des Orion verweist. In diesem Sternbild sieht man gewöhnlich menschliche Umrisse; auf den Ginseng hat der Orion astrologischen Einfluß. Andere Namen für Ginseng sind: ›wie Blut‹ *(Hsueh shen)*, ›Zügel des Menschen‹ *(jen hsien)*, ›Teufelshülle‹ *(Kuei kai)*, ›magisches Kraut‹ *(shen tshao)* und der etwas erdnahere Name ›das regenerierende Elixier, das Runzeln aus dem Gesicht bannt‹ *(tson mien huntan)*. Die Koreaner nennen die Heilpflanze den ›Koreanischen Phönix‹ *(poughwang)*.

Die Menschenwurzel

Die Chinesen verehren Ginseng zweifellos mehr als jede andere Pflanze. Die sagenhaften Preise, die dafür in der Kaiserzeit zu zahlen waren, spiegeln dieses Ansehen wider. Eine alte, sorgfältig getrocknete Wurzel bester Qualität erbrachte weitaus mehr als ihr in Gold aufgewogenes Gewicht. Am begehrtesten waren die menschlich geformten Wurzeln. Hunderte von Dollar wurde für eine solche Wurzel gezahlt, was zu dem eher sarkastischen mandschurischen Sprichwort führte: »Iß Ginseng und ruiniere dich.« Man glaubte, daß die Fähigkeit der Pflanze, ein bestimmtes Körperteil zu heilen, sich gewissermaßen in ihrer Form spiegele. So glaubte man, daß eine menschenähnlich geformte Wurzel größere Heilkräfte mit Wirkung auf den ganzen Körper und insbesondere zur Wiederherstellung männlicher Potenz besäße. Selbst heute noch erbringt eine solche wildgewachsene Wurzel in der chinesischen Gemeinde von New York 10000 Dollar. Genauso hoch sind heute in Korea die Kosten für eine Behandlung mit wildem Ginseng für die, die das Glück haben, einen traditionellen Heilpraktiker zu finden, der über eine solche Rarität verfügt.

Die Mandschurei ist die Heimat des berühmtesten, des wilden Ginsengs. In der Mandschurei brüstet man sich damit, daß »die Unkräuter ihres Landes die erlesenste Droge der Chinesen sind«. Die Tatsache, daß ein chinesischer Kaiser Krieg führte, um das Land zu erobern, wo der Ginseng wächst, fand häufige Erwähnung; tat-

sächlich schickte der Kaiser 1709 10 000 Tataren auf die Suche nach Ginseng mit dem Befehl, jeder Soldat habe ihm zwei Katti (ostasiatisches Gewicht) der besten Wurzeln zu liefern und den Rest zum Preis ihres jeweiligen Gewichts in Silber zu verkaufen. Bei den Chinesen war es zeitweise üblich, den Ginseng sorgfältig in Seidenpapier eingewickelt in bleigefaßten Kästchen aufzubewahren, denn sie glaubten, daß es über gewisse lebensspendende ›Strahlen‹ verfüge, die in einem gewöhnlichen Kästchen verlorengingen. Die Existenz solcher Strahlen ist tatsächlich ganz unwahrscheinlich, der Glaube daran illustriert jedoch die ehrfürchtige und fast sakrale Behandlung, die man der Heilpflanze angedeihen ließ.
In China war es allgemeine Überzeugung, daß Ginseng der König der Pflanzen sei. Der berühmteste Pflanzenkenner Chinas und Mitbegründer der traditionellen chinesischen Heilkunde, der Kaiser Shen Nung, hatte einen Katalog von Heilpflanzen zusammengestellt, der in der im 2. Jahrhundert v. Chr. gedruckten Shen Nung Pen Tshao Ching, des ›Arzneibuches des himmlischen Landmanns‹, überliefert ist. Einige hundert Kräuter sind dort aufgelistet. Ginseng führt die Liste der Pflanzen mit heilsamen, jedoch ungefährlichen Wirkstoffen an.

Ginseng in Indien und Korea

Nicht nur in China wird Ginseng seit alters her verwendet. Die Veden sind alte indische Schriften, die eine mündlich überlieferte, an die 5000 Jahre alte Lehre beinhalten. Die Ahterva Veda umfaßt viele Verse, in denen Wege zur Erlangung von Gesundheit und Erfüllung beschrieben werden. In einem Vers wird Ginseng als »die Wurzel, die aus der Erde gegraben wird und die die Nerven stärkt« umschrieben. Weiter heißt es: »Die Kraft des Pferdes, des Maulesels, der Ziege, des Widders und selbst des Bullen verleiht sie ihm. Diese Pflanze gibt dir lustvolle Kraft, so daß du, wenn du angeregt bist, Hitze ausstrahlest wie ein brennendes Ding.«
In diesem Vers wird die Pflanze dann »der Bruder Somas« genannt. Soma ist die sagenumwobene, lebensspendende Pflanze Indiens, ein Lebenselixier, das ver-

ehrt und als Opfergabe dargeboten wurde. Wenn der Ginseng als Bruder Somas tituliert wird, muß er auch als übernatürliche Macht erschienen sein. Ginseng ist jedoch nicht Bestandteil der Ayurvedischen Heilkunde, die sich aus den Veden entwickelt hat. Der Grund dafür mag darin liegen, daß die Pflanze später in Indien nicht mehr erhältlich war.

Eine Geschichte aus Korea

Wo Ginseng wächst, entstehen entsprechende Mythen. Aus Korea ist eine Geschichte überliefert, wie ein Sohn und ein Enkel, beide sehr arm, hingebungsvoll ihren kränklichen Großvater pflegten. Eines Nachts konnte der Enkel nicht schlafen. Ständig ging die Kerze aus. Plötzlich merkte er, daß kein Wind wehte, der die Kerze hätte ausblasen können, und daß ein Geist im Raume sein mußte. Der Knabe nahm Nadel und Faden und stach, als er das nächste Mal die Gegenwart des Geistes spürte, mit der Nadel in dessen Richtung. Die Nadel verschwand. Der Knabe folgte ihr mit Hilfe des sich abrollenden Fadens. Schließlich fand er die Nadel wieder. Sie stak am Fuß eines wilden Ginsengstrauchs in der Erde. Der Knabe grub die Pflanze aus und braute daraus einen Sud für seinen Großvater, der daraufhin genas. So hatte der Geist des Ginsengs den Knaben für seine selbstlose Hingabe belohnt.

Es wären noch viel mehr Mythen und Riten zu nennen; auf manche werden wir noch in den Kapiteln über das Sammeln und Pflanzen, das Trocknen und Verzehren des Ginsengs zurückkommen. Die wesentliche Aussage all dieser Sagen ist, daß Ginseng über eine fast übernatürliche Kraft zum Wohl des Menschen verfügt. Dies wird uns leichter verständlich, wenn wir die chinesische Philosophie des Tao betrachten. Tao bedeutet wörtlich ›der Weg‹. Es bezeichnet die rational nicht faßbare Energie, die aus dem Kosmos fließt und ihre vorübergehende Materialisierung in der Natur findet. Auch der Mensch ist Teil der Natur, und er ist gesund, wenn er in Harmonie mit Tao, der Natur um ihn, lebt. Man stellte sich vor, daß Ginseng alle notwendigen Elemente enthält, den Körper des Menschen in Harmonie mit der Natur zu bringen. Mit Bedacht und Verstand eingesetzt, könnte er insofern tiefgehend auf die Gesundheit einwirken. Ginseng repräsentiert einen wohltuenden Aspekt der Natur, und aus diesem Grund betrachtet man ihn als solch großes Geschenk.

Zweites Kapitel

Ginseng und die chinesische Pflanzenheilkunde

Der Mensch lebt von den Pflanzen. Praktisch stammt all unsere Nahrung entweder direkt aus dem Pflanzenreich oder indirekt von den Tieren, die sich von Pflanzen ernähren. Es werden sicher mehr Pflanzenarten als Heilkräuter genutzt als für irgendeinen anderen Zweck. Die traditionelle indische Heilkunst, die Ayurvedische Medizin, die aus der Zeit um 3000 v. Chr. datieren soll, geht davon aus, daß keine einzige Pflanze aus dem Pflanzenreich nutzlos ist. Pflanzen werden für die Hilfe, die sie leisten, gepriesen. Wie es in den Veden heißt:

All die vielen Kräuter, in denen die menschlichen Heiler
ein Heilmittel finden,
wie versammelte Mütter laß sie Milch geben
für den Menschen, Schaden von ihm fernzuhalten.

Vergleichen Sie dies mit der naiven Auffassung der meisten konventionellen Ärzte über Heilkräuter! Dr. Williams, der um die Jahrhundertwende in China arbeitete, schrieb zynisch über die chinesische Heilkunst: »Tatsächlich alles, was zutiefst widerwärtig in den drei Reichen der Natur ist, wird als gut genug für medizinischen Gebrauch erachtet.«

Selbst Dr. Williams scheint zu dem Schluß gekommen zu sein, daß praktisch jede Pflanze in der Medizin nützlich ist, obwohl er sich weigert, dies als Segen zu betrachten!

Viele Pflanzen, so wie Fingerhut, Rauwolfia, Stechapfel und Ephedra werden ausschließlich als Medikamente genutzt; andere – allgemein bekannte, wie Knoblauch, Minze, Kaffee, Banane, Kümmel und Süßholz – sind gleichzeitig Nahrungsmittel und Medikament. In den chinesischen wie auch in den westlichen Naturheilverfahren ist der Unterschied zwischen Nahrung und Medikament sowieso geringfügig. Der Weg zur Gesundheit umfaßt alle Substanzen, die der menschliche Organismus verarbeitet und die auf ihn einwirken.

Ginseng – eine königliche Pflanze

Die chinesische Medizin ist vermutlich die komplexeste und esoterischste Heilkunst überhaupt und wird im Westen selten richtig verstanden. Um zu erfahren, wie die

Heilpflanzen in China benutzt werden, können wir auf das ›Arzneibuch des Himmlischen Landmanns‹ zurückgreifen. Heilpflanzen, deren Wirkung mild und selbst in großen Dosierungen unschädlich ist, sind nach chinesischer Auffassung die ›königlichen‹ Pflanzen, wie zum Beispiel Ginseng, Süßholz und Jujube (chinesische Dattel). Die zweite Gruppe der stärkeren und in größerem Maße toxischen Pflanzen sind die ›Minister‹. Die unterste Gruppe der bloßen ›Adjutanten‹ sind die äußerst stark wirkenden Kräuter, die gleichzeitig gefährlich sind. Dazu gehören Eisenhut und Nieswurz.

Entscheidend ist, daß die mildesten Pflanzen die wichtigsten sind und an oberster Stelle stehen, während die wirklich starken Pflanzen nur als letzter Ausweg, wenn die anderen versagen, gebraucht werden.

Hierin unterscheidet sich die chinesische Medizin grundlegend von der westlichen, allopathischen Medizin, die die starken Drogen als Grundlage der Medizin und die milden Drogen als Beiwerk von geringer Bedeutung betrachtet.

Die chinesische Medizin geht von dem Grundprinzip aus zu versuchen, den Körper in bester Gesundheit zu erhalten. Ist der Körper gesund, ist er automatisch resistenter gegen Krankheit, genau wie bei einem Auto bei regelmäßiger Wartung die Wahrscheinlichkeit geringer ist, daß es seinen Geist aufgibt. Aus diesem Grund ist es die vorrangige Aufgabe des Heilkundigen, die von ihm betreuten Menschen dauernd bei guter Gesundheit zu erhalten; die Behandlung ihrer Leiden ist diesem Ziel nachgeordnet. Ein chinesischer Arzt wurde von seinen Patienten nur dann bezahlt, wenn sie gesund waren. Wurden sie krank, bekam der Arzt kein Geld, da es ihm nicht gelungen war, seinen Patienten vor Krankheit zu bewahren. Man kann durchaus sagen, daß sich diese traditionelle Medizin vorrangig der Gesundheit widmet, während die allopathische Medizin ihr Hauptaugenmerk auf die Krankheit wirft. Es wird nun verständlich, warum die milden Heilpflanzen die wichtigsten, die ›königlichen‹ sind. Sie sind die erste und wichtigste Waffe des Heilkundigen im Bemühen um die Gesunderhaltung; Ginseng aber ist die oberste aller königlichen Pflanzen.

Auf diesem Grundkonzept baut die komplizierte Lehre auf, nach der den diversen Störungen der Körperfunktionen die verschiedenen Heilpflanzen zugeordnet werden. So besteht beispielsweise der Körper – wie alles in der Natur – aus aktiven, männlichen, expansiven Elementen: Yang, sowie aus passiven, weiblichen, kontraktiven, bewahrenden Elementen: Yin. Zur Wahrung des Gesundheitszustandes müssen diese beiden Elemente im Gleichgewicht sein, ein Gleichgewicht, das sowohl der individuellen Konstitution eines Menschen wie auch den Yin- oder Yang-Kräften in den Nahrungsmitteln, dem Wetter und der Umwelt im allgemeinen Rechnung tragen muß. Ginseng ist extrem Yang. In der chinesischen Heilkunst wird es genommen, wenn der Organismus zu sehr Yin bzw. zu träge ist. Es wirkt im Sinne einer Verbrennung der Schlackenstoffe und einer Verstärkung des Energieflusses im Organismus. In der Kombination mit anderen Pflanzen wird die Wirkung von Ginseng auf bestimmte Körperfunktionen gerichtet, zum Beispiel wirkt Ginseng kombiniert mit Süßholz auf den Stoffwechsel, während es zusammen mit *Cimifuga heracleifolia* auf die Lungen wirkt. Die chinesische Medizin geht davon aus, daß der Körper zudem aus fünf Elementen oder Eigenschaften besteht, wie zum Beispiel Festigkeit, Hitze oder Trockenheit. Auch hier können Ungleichgewichtigkeiten im Organismus auftreten, die mittels der Heilpflanzen korrigiert werden können. Ginseng verstärkt im allgemeinen das Element Hitze.

Ginseng ist Bestandteil fast jeden Tonikums oder Stärkungsmittels, das die Volksmedizin verschreibt. Beispielsweise besteht ein allgemeines Stärkungsmittel aus folgender Mischung:

2 Teile Ginseng-Extrakt
2 Teile der Wurzel *Atractylis lancea*
2 Teile Fou ling *(Pachyma cocos)*
1 Teil Süßholzwurzel *(Glycyrrhiza glabra)*

Außerdem ist Ginseng Bestandteil fast jeden Präparats gegen ernsthaftere Erkrankungen – zum Beispiel Wind-

pocken, Fieber, Kreislauf- und Nervenleiden. Hier finden wir komplizierte Mixturen aus milden wie starken, heilsamen und mehr oder weniger magischen Pflanzen und Substanzen. Zum Beispiel enthält das Puder der ›sieben kostbaren‹ zum Heilen von Wunden:
Drachenknochen und Drachenblut
Elefantenhaut
Ginsengwurzel
Gimura pinnatifidia
Weihrauch *(Boswellia)*
Myrrhe *(Commiphoa myrrha)*
Laka-Holz.
Chieh-pin Chang (960 n. Chr.) hat 500 medizinische Formeln aufgeschrieben, die Ginseng enthalten; er wurde für praktisch jede Art von Leiden – mit ganz wenigen Ausnahmen – verschrieben.

Chinesische Medizin heute

Die überlieferte chinesische Medizin ist keine archaische Lehre, die nur in alten Büchern lebt. Sie ist lebendig und heute mit der allopathischen Medizin zusammen eine einzigartige Synthese eingegangen. Zum Beispiel wird in den Universitätskliniken von Peking heute die Chirurgie mit hochmoderner Ausrüstung nach westlicher Technik praktiziert, wohingegen der Anästhesist an Stelle von Pentothal Akupunktur anwenden kann; auch für die vor- und nachoperative Behandlung werden Pflanzenpräparate verwendet. Fast immer enthalten diese Präparate auch Ginseng, um die Abwehrkräfte des Patienten zu stärken, seinen Organismus während der Operation vor Schockeinwirkungen zu bewahren und zur Wiederherstellung seiner Vitalität in der Phase der postoperativen Genesung.
Die moderne Medizin gelangte im Laufe des letzten Jahrhunderts nach China. Krankenhäuser und Kliniken wurden gebaut, die traditionelle Medizin unterdrückt. Während der Revolutionskriege erwies sich die Volksmedizin jedoch als unschätzbare Hilfe, so daß sie nach der Revolution wieder ihren Platz neben der modernen Schulmedizin fand. Auf dem Lande unterrichteten die

berühmten ›Barfußärzte‹ in den Dörfern Hygiene und führten Impfungen durch, während die traditionellen Heilkundigen mit Akupunktur, Heilpflanzen und Massagen behandelten.
Die traditionelle Medizin breitete sich bald bis in die Städte aus; dort wird sie nunmehr in medizinischen Instituten erforscht. Auf diese Art und Weise hofft man in China, das wertvollste Wissen aus der 4000 Jahre alten Erfahrung mit Naturheilverfahren und Akupunktur zu gewinnen. Es ist den Chinesen nicht gelungen, die traditionellen Heilverfahren in wissenschaftlicher Begrifflichkeit zu fassen. Sie konnten jedoch beweisen, daß die Volksmedizin funktioniert, ob sie nun mit den wissenschaftlichen Theorien von heute faßbar ist oder nicht. Beurteilt man die chinesische Pflanzenheilkunde nach dem Prinzip ›Probieren geht über Studieren‹, ist das Resultat doch beeindruckend. Wie ein bekannter Spezialist nach einer China-Reise vermerkte: »Wir können mit einer ganzen Reihe neuer Drogen von enormem Potential für die allgemeine Medizin rechnen.« Ginseng ist die bedeutendste dieser Drogen.

Ginseng und seine Verwendungsmöglichkeiten

Im ›Arzneibuch des Himmlischen Landmanns‹ ist Ginseng »ein Tonikum für die fünf inneren Organe, das die Lebensgeister beruhigt, die Seele bekräftigt, Furcht vertreibt, böse Ausdünstungen verhindert, das den Augen Glanz verleiht, das Herz öffnet, den Verstand schärft und auf lange Sicht den Körper kräftigt und die Lebenszeit verlängert«.
Moderne medizinische Handbücher greifen diese früheste Darstellung auf. Sie stellen fest, daß Ginseng vor Müdigkeit, Kopfschmerzen, Erschöpfungszuständen, Gedächtnisschwund und Altersschwäche schützt, und bestätigen, daß er als zusätzliches Heilmittel für die Behandlung von Tuberkulose, Diabetes, Herzkrankheiten, Nieren, Nerven und Kreislauf nützlich ist; außerdem soll er ältere Männer vor einem Nachlassen der Potenz schützen. Anders gesagt, er wird als wirksames Stärkungsmittel betrachtet, dessen Wirkungen nicht auf ein

Organ oder Gewebe beschränkt, sondern auf den ganzen Körper gerichtet sind. In den Augen der Chinesen ist es seine Fähigkeit, die allgemeine Vitalität zu heben, die ihn so kostbar macht, denn ihrer Meinung nach ist Vitalität das wesentliche Merkmal von Gesundheit. Aus diesem Grund gilt Ginseng in China als eines der wichtigsten Heilmittel, auch wenn er – für sich selbst genommen – keine spezifische Krankheit heilen kann.

Ein Stimulans

In allen Ländern, die Ginseng verwenden, wird davon ausgegangen, daß er ein Stimulans ist und die Widerstandskräfte des Körpers stärken kann. Kranke nehmen ihn, um wieder kräftig zu werden. Chinesische Soldaten nehmen ihn mit in die Schlacht, um sich im Falle einer Verwundung vor Streß und Schock zu schützen, bevor sie ins Lazarett gebracht werden können. Soldaten nehmen ihn auch als Stimulans beim Wachdienst, und die Nordvietnamesen sollen Ginseng im letzten Krieg in großem Umfang genommen haben. Ginseng bekamen auch die russischen Astronauten, um sie in ihrer Raumkapsel vor Infektionen und Krankheiten zu schützen. Diese vorbeugende Einnahme des Mittels ist genau im Sinne der traditionellen Medizin.

Die stimulierende Wirkung von Ginseng ist von Pater Jartoux, einem französischen Priester, der Ginseng in einem 1714 veröffentlichten Brief der Königlich britischen Akademie der Wissenschaften zur Kenntnis brachte, plastisch dargestellt worden. Er war auf einem langen Ausritt mit dem Kaiser; er war so erschöpft, daß er sich kaum noch auf dem Pferd halten konnte. Der Kaiser gab ihm eine halbe Ginsengwurzel. Er kaute sie, worauf seine Müdigkeit von ihm abfiel und er mit neuer Energie weiterreiten konnte.

Die Pflanze kann das Leben Schwerkranker retten, weil sie ihnen Energie, Vitalität und Widerstandskraft verleiht, um die Krankheit zu überwinden. Die chinesische Literatur beschreibt viele Fälle, in denen Kranke im Todeskampf durch Verabreichung von Ginseng guter Qualität so weit wiederbelebt wurden, daß sie geschäftliche

Dinge regeln konnten. Es ist allgemeine Übung in China, einem Menschen auf dem Totenbett Ginseng zu geben, damit er die Kraft findet, seine Familie zu empfangen und sein Haus zu bestellen, bevor er die Erde verläßt. Dr. Porter Smith notierte: »In mehreren Fällen schien zumindest das Leben durch Einnahme von Ginseng verlängert worden zu sein, wodurch vernünftige Erbschaftsentscheidungen möglich wurden. Das deutet darauf hin, daß eine gewisse Stützwirkung in dieser Drogenspezies wirklich vorhanden ist.«

Ginseng hat auch einen gewissen Ruf als Aphrodisiakum erlangt (eine Droge, die sexuelles Verlangen steigert). Selbst die Encyclopaedia Britannica führt Ginseng als Beispiel für ein ›genuines‹ Aphrodisiakum an. Tatsächlich jedoch ist sein Gebrauch als Aphrodisiakum nicht belegt. Zwar ist bekannt, daß die Kaiser am chinesischen Hof viel Ginseng konsumierten, es kann jedoch nicht festgestellt werden, ob sie ihn als Aphrodisiakum oder als allgemeines Stimulans eingenommen haben. Es ist durchaus möglich, daß er seinen Ruf als Aphrodisiakum eher der Phantasie europäischer Beobachter am kaiserlichen Hof verdankt als eben dieser Fähigkeit.

Andererseits wird Ginseng zweifellos vielfach als Mittel gegen Impotenz gebraucht, besonders bei nachlassender Vitalität im Alter. Dies geht so weit, daß Dr. Jeffrey in seinem Buch ›Krankheiten in China‹ feststellt, daß Ginseng »hauptsächlich in Fällen von ehelicher Unfruchtbarkeit« eingesetzt wird. Der verbreitete Gebrauch Ginsengs zu diesem Zweck scheint ihn mehr beeindruckt zu haben als seine vielfältigen anderweitigen Verwendungszwecke. Chinareisende seit Marco Polo waren ja auch von der Potenz bejahrter chinesischer Männer beeindruckt, und die Chinesen selbst geben bereitwillig zu, daß diese Tatsache zum Teil auf die Einnahme von Ginseng zurückzuführen sei.

Langfristige Wirkungen

Die Ginseng-Überlieferung stellt explizit fest, daß je nach der Häufigkeit der Einnahme von Ginseng um so langfristigere Heilwirkungen erzielt werden können.

Empfohlen wird, daß jeder, der es sich leisten kann, sich jährlich einer Ginseng-Kur unterziehen sollte. Die Wirkung ist kumulativ. Die regelmäßige Einnahme von Ginseng, so wird behauptet, fördert nicht nur Gesundheit und Vitalität, sondern verlängert auch das Leben. Alten Leuten wird geraten, täglich eine Dosis zu nehmen, um ein höheres Alter zu erreichen und sich vor altersmäßig bedingten Leiden zu schützen. Sollte der Nachweis gelingen, daß es wirklich ein »regenerierendes Elixier, das Runzeln aus dem Gesicht verbannt«, ist, wäre es das erste uns bekannte Heilmittel, das spezifisch auf alte Menschen zugeschnitten ist. Diesem faszinierenden Aspekt ist eines der folgenden Kapitel gewidmet.
In anderen Länder des Orients, wo Ginseng zur traditionellen Volksmedizin gehört, werden dem Heilmittel fast identische Eigenschaften zugeschrieben. In der *Materia Indica* von 1826 wird zum Beispiel angeführt, daß Ginseng »den Körper nährt und kräftigt, Brechreiz stillt, die Urteilsfähigkeit schärft, Hypochondrien und nervöse Störungen beseitigt und, in einem Wort, dem Körper selbst im Alter Spannkraft verleiht«.

Drittes Kapitel

Die Wurzel, die den Menschen scheut

Die Ginsengwurzel wird auch die Wurzel genannt, »die sich vor dem Menschen verbirgt«. Das ist wörtlich gemeint, denn sie ist tief im Innern dichter Wälder heimisch, auf feuchtem, nährstoffreichem, unberührtem Boden. Zuweilen bevorzugt sie die Nachbarschaft bestimmter Bäume, worauf folgendes Lied aus Korea verweist:

Die Zweige, die an meinen Stengeln wachsen, sind drei an der Zahl, und die Blätter sind fünf zu fünf,
Die Unterseite der Blätter ist himmelwärts gewandt und die Oberseite nach unten,
Wer mich finden will, muß nach dem Kia-Baum suchen.

Es war so schwierig, wildwachsenden Ginseng zu finden, daß die Sammler nicht viel mehr tun konnten, als zu seinen Schutzgeistern zu beten, ihrer Suche geneigt zu sein. In Korea pflegten Sammler der wilden Wurzel eine Woche lang vor Aufbruch zu ihrer Suche enthaltsam und rein zu bleiben und unaufhörlich zu seiner Schutzgottheit zu beten. Die Sammlergruppe setzte sich immer aus den zehn ältesten, von ›dem Mann‹ geführten Dorfbewohnern zusammen. Auf ihrer Suche bedienten sie sich einer geheimen Zeichensprache und vermieden es zu sprechen, da sie befürchteten, das Mißfallen der Naturgeister, die den Ginseng bewachen, zu erregen.

Aus China wird berichtet, wie die Sammler Hilfe erfuhren, denn manchmal hätten die Ginsengpflanzen in der Nacht geleuchtet. Die Lichter seien verschwunden, sobald sich jemand der Pflanze genähert habe; aus diesem Grund schossen die Sammler nachts einen Pfeil darauf ab, um bei Tageslicht zurückzukommen, den Pfeil zu suchen und die Wurzel auszugraben. Dieser Lichterglanz führte zu manch abstrusen Theorien über vermeintliche Strahlungen des Ginsengs. Zur Erklärung des Phänomens genügt es wohl, jene faszinierenden Insekten, die Glühwürmchen, heranzuziehen. Glühwürmchen löschen ihr Licht, wenn man ihnen näher kommt; möglicherweise sind sie gehäuft auf Ginsengblättern zu finden.

In der Mandschurei wurde der meiste wildwachsende Ginseng im Auftrag des Kaisers gesammelt. Das einfache Volk mußte sich entweder in der ›Wilderei‹ versuchen oder sich mit den minderwertigeren kultivierten oder importierten Wurzeln begnügen. In der Mandschurei, im Ussuri-Gebiet der UdSSR und in Korea wächst die Pflanze noch immer wild, aber die extensive Suche und das Roden der Wälder führten zu einer fast vollständigen Ausrottung des wilden Ginsengs.

Ginseng-Anbau

Die frühesten Ginseng-Kulturen sind im Südosten der Mandschurei und in Nordkorea zu finden; die Pflanze wird dort noch heute angebaut, jedoch ausschließlich für den eigenen Bedarf. Größere Kulturen sind seit dem 2. Weltkrieg in Rußland und Südkorea angelegt worden. Konsularische Berichte der Vereinigten Staaten beschreiben, daß die Russen mit jungen Pflanzen im Wert von 120 Millionen Dollar, die sie nach dem Krieg aus Nordkorea mitnahmen, in Südsibirien ihre Ginseng-Kulturen anlegten.

In Südkorea ist der Anbau von Ginseng das große Geschäft. Er bringt dem Land Hunderte von Millionen Dollar jährlich ein; Aufzucht und Export sind strenger staatlicher Kontrolle unterworfen. Dennoch ist der Anbau noch immer von großem und kunstvollem Zeremoniell begleitet.

Vor der Einsaat werden Gebete gesprochen. Die Samen werden nach einer der Einsaat vorausgehenden Behandlung in speziell vorbereitete Keimbeete gelegt. Nach einem Jahr oder mehr keimen die Samen; sie werden dann in Beeten mit dräniertem Lehm, die jahrelang brachgelegen haben und die im richtigen Winkel zur Sonne liegen, in reichlichem Abstand voneinander eingepflanzt. Schattendächer aus Stroh werden über den heranwachsenden Pflanzen aufgestellt, um die Wachstumsbedingungen des Waldes so gut als möglich nachzubilden.

Die Pflanze braucht fünf Jahre, bis sie verwendbar ist. Sie wächst langsam und kann erstaunlich alt werden. Aus Rußland stammt ein Bericht über eine riesige, wilde Wurzel, die, nach den Jahresringen des Stengels zu urteilen, 400 Jahre alt sein soll. Experten am Königlichen Botanischen Garten in Kew (England) sind jedoch ziemlich skeptisch.

Ginseng in Amerika

In den Vereinigten Staaten ist sowohl wilder als auch kultivierter Ginseng erhältlich, aber es ist ›*Panax quinquefolium*‹, eine Abart des asiatischen Ginseng, die nicht dieselben medizinischen Eigenschaften aufweist. Wenn wir die traditionelle Heilkunst in Amerika betrachten, insbesondere die der amerikanischen Indianer, so stellen wir fest, daß Ginseng vor allem bei Stämmen wie den Menomini, den Cherokesen und den Creeks verwendet wurde, die in den bergigen Gebieten des mittleren Amerika lebten, wo die Pflanze wild wächst. Auch wenn die Medizinmänner ihre Verwendung mit vielleicht noch mehr Riten, Zaubereien und Geisterbeschwörungen umgaben als die taoistischen Heiler Chinas, war doch ihre medizinische Verwendungsfähigkeit äußerst beschränkt. Die einzigen nachgewiesenen Heilanzeigen dafür sind, daß es bei Magenverstimmungen, Verdauungsbeschwerden, Ohrenweh und gelegentlich beim Heilungsprozeß von Wunden hilft.

Von den berüchtigten Quacksalbern der ersten weißen Siedler in Amerika wurde Ginseng natürlich eifrig angepriesen, aber das taten sie auch mit allem anderen. Die offiziellen medizinischen Handbücher der Vereinigten Staaten führten Ginseng im letzten Jahrhundert zwar noch als Magenmittel und Stimulans auf, im folgenden wurde es aber ganz gestrichen. Die sehr beschränkten Heilanzeigen verweisen auf die Tatsache, daß die amerikanische Abart wie auch die das Himalajas in keiner Weise denselben medizinischen Wert hat wie der echte asiatische *Panax ginseng.*

Die Geschichte des amerikanischen Ginsengs ist in ökonomischer und sozialer Hinsicht interessant. Es ist kaum bekannt, daß das Sammeln von Ginseng für einige der frühen amerikanischen Siedler die Haupteinnahmequelle war. Das Unternehmen ging von Kanada aus, wo ein Jesuitenmissionar, Pater Lafiteau, 1716 eine

Pflanze entdeckte, die der von Pater Jartoux aus China beschriebenen glich. Bald wurde gierig für den Export nach China gesammelt, das einen unbegrenzten Markt für Ginseng bot; ganze Schiffsladungen wurden mit so riesigem Gewinn nach Kanton exportiert, daß Ginseng im Ertrag an die zweite Stelle nach dem Pelzhandel rückte.

Das Ende des kanadischen Handels

Das unkontrollierte Sammeln und die fehlerhafte Verarbeitung der Wurzeln brachten den kanadischen Handel um 1760 zum Erliegen. Er wurde von den Vereinigten Staaten abgelöst, die das Geschäft erweiterten. Im guten Handelsjahr 1862 wurden 622761 Pfund getrocknete Wurzeln nach Kanton und Hongkong verschifft. Pelzjäger brachten aus den Bergen Felle und Ginseng zurück; der Ginsenghandel wird in Amerika übrigens noch heute von den Pelzfirmen ausgeübt. Ganze Dörfer in Kentucky und Wisconsin zogen mit ›Spitzhacke und Sack‹ in die Wälder, um nach dem sogenannten ›seng‹ zu graben. Manchmal gelang es ihnen, die Wurzeln an einem Tag zentnerweise zu sammeln. Der Preis stieg und stieg.

In einem Buch über Daniel Boone steht geschrieben, daß er selbst Ginseng in großen Mengen sammelte und noch mehr von weißen Siedlern ankaufte. Im Winter 1787/88 fuhr er den Ohio in einem mit fast *15 Tonnen* Ginseng beladenen Schiff hinauf. Das Schiff kenterte und er verlor alles. Unverzagt sammelte er im folgenden Herbst wieder 15 Schiffsladungen.

Nachdem der wilde Ginseng gegen Ende des 19. Jahrhunderts selten wurde, versuchten sich unternehmerische Farmer im Anbau der Pflanze; einzelne waren dabei sehr erfolgreich. Doch Ginseng wird auch von anderen Lebewesen außer dem Menschen und dem Glühwürmchen geschätzt – insbesondere von allen Arten von Insekten, Pilzen, Schädlingen und Würmern. Um 1910 wurde praktisch der ganze amerikanische Bestand ausgerottet, und in der Wirtschaftskrise gingen viele Farmen ein. Trotz alledem wird bis heute noch Ginseng in

gewissem Umfang nach China exportiert; zwischen 1950 und 1960 war Ginseng sogar der einzige Exportartikel, den Amerika nach China lieferte.
Wurde Ginseng jemals in Europa angebaut? Pater Lafiteau schickte junge Exemplare von Kanada nach Frankreich, wo sie – allerdings ohne Erfolg – angepflanzt wurden. In Forschungszentren und Staatsgütern in Bulgarien und in der Ukraine gelang der Anbau jedoch. Im Königlichen Botanischen Garten in Kew wurde nie ein Anbauversuch unternommen. Es gibt jedoch keinen Grund, warum er in Europa und anderswo nicht angebaut werden sollte, allerdings ist von einem solchen Versuch nichts bekannt. Hier läge eine Goldgrube für jemand mit ›grünen Händen‹!

Ginseng-Handel heute

Die Pflanze, die wir zu kaufen bekommen, ist nie frisch. Sie hat einen komplizierten Konservierungs- und Trocknungsprozeß durchlaufen, bei dem die wesentlichen medizinischen Wirkstoffe erhalten bleiben und wodurch die Wurzel jahrelang, ohne zu faulen und ohne Beeinträchtigung ihrer Heilkräfte, aufbewahrt werden kann. Die getrocknete Wurzel ist hart und spröde und hat einen stark aromatischen, bittersüßen Geschmack, dem Süßholz nicht unähnlich.
Nachdem die Wurzel vorsichtig aus der Erde gegraben wird, wird das feinädrige äußere Wurzelgeflecht entfernt und die Wurzel gewaschen. Manche Wurzeln werden in einem geheimgehaltenen Verfahren dampfgetrocknet, was sie dunkelrot und bemerkenswert transparent macht. Andere, nicht dampfgetrocknete Wurzeln, sind gelb und undurchsichtig.
Ein langsamer, über einen Zeitraum von Monaten hinweg dauernder Trocknungsprozeß in Räumen mit unterschiedlich hoher Temperatur macht die Wurzel schließlich haltbar und hart und zum Verbrauch geeignet.
Die Qualität der Wurzeln schwankt beträchtlich, was sich im Preis widerspiegelt. Erster Qualität ist die wilde ›kaiserliche‹ weiße Wurzel der Mandschurei, die extrem teuer und außerhalb Chinas praktisch nicht zu finden

ist. Zweiter Qualität sind die roten und weißen chinesischen und koreanischen Wurzeln, die heute nur aus Ginseng-Kulturen stammen. Die roten Wurzeln erzielen etwas höhere Preise. Dritter Qualität sind die Wurzeln der amerikanischen *Panax quinquefolium*, vorausgesetzt, es sind wildgewachsene Pflanzen. Vierter Qualität sind schließlich die gezüchteten amerikanischen Ginsengwurzeln. Einige Ginsengwurzeln sehr minderer Qualität sind manchmal auf dem Markt zu finden, die aus japanischen Kulturen – ursprünglich aus koreanischen Samen – stammen. Diese sind billig und werden ähnlich verpackt wie der echte koreanische Ginseng geliefert. Beim Kauf von Ginseng sollte man aufpassen und sich vergewissern, wo die Wurzel herstammt.

Aufgrund der hohen Preise für Ginseng blüht der Betrug mit Ersatzwurzeln seit jeher, zum Beispiel mit der *Campanunoea pilosule*, in China auch Bastardginseng *(tang shen)* genannt, und der *Andenophora verticillata (shashen)*, die ihr beide gleichen. Die Chinesen haben ein traditionelles Mittel, wie das echte vom falschen Ginseng zu unterscheiden ist. Zwei ausgewählte Personen müssen vier Li weit gehen (ein Li ist eine chinesische Meile). Einer hat ein Stück des vermeintlichen Ginseng im Mund. Wenn am Ende des Wegs die Person ohne Wurzel etwas außer Atem ist, während die mit der Wurzel kein bißchen müde ist, dann ist die Droge echt.

Es gibt noch eine andere Pflanze, die im Gefolge des Ginseng ins Licht der Öffentlichkeit rückte. Das Institut für aktive biologische Substanzen in Wladiwostok, UdSSR, wo wegen der Seltenheit und der Schwierigkeit des Anbaus von Ginseng nach Ersatzmitteln gesucht wurde, erforschte die Familie der Araliaceen und entdeckte, daß eine häufig vorkommende dornige Wurzel namens *Eleutherococcus senticosus*, die in Sibirien, China und Korea wächst, Ähnlichkeiten mit Ginseng aufweist. Tests zeigten, daß die Wurzel wie auch die Blätter umfassende und kräftige heilsame Wirkstoffe enthalten. Seltsamerweise wird die Pflanze in der Volksmedizin nicht verwendet und ist auch in alten Herbarien nicht aufgelistet. Anscheinend ist diese, manchmal fälschlich ›Sibirischer Ginseng‹ genannte Pflanze ein seltenes Beispiel dafür, daß moderne wissenschaftliche Forschung die Liste traditioneller Heilpflanzen ergänzen konnte.

Viertes Kapitel

Einige wissenschaftliche Daten

Wie wirkt Ginseng?

Chinesische Herbarien und chinesische Volksmedizin erwähnen die Tatsache nur am Rande, daß Ginseng ein Stimulans ist und Erschöpfungszustände überwinden hilft. Sie richten ihr Augenmerk vielmehr auf seine langfristige Verwendung zur Wiederherstellung von Gesundheit und Vitalität. Milde Langzeitwirkungen auf den Gesundheitszustand sind mit den Mitteln moderner Wissenschaft schwer meßbar, so daß sich die Forschung mehr auf die Untersuchung kurzfristiger Wirkungen konzentriert hat. Dadurch ist im Westen der stimulierende Effekt von Ginseng überbetont worden. Es muß allerdings bedacht werden, daß die Betonung in der Volksmedizin und Pflanzenheilkunde gerade auf dem Gegenteil liegt.

Die wissenschaftliche Untersuchung hat jedoch gezeigt, daß Ginseng ein kurzzeitig wirksames Stimulans ist; für den Westen ist dies möglicherweise von großem Interesse, da hier ein unschädliches Anregungsmittel dringend benötigt wird. Ginseng ist aber nicht nur unschädlich, sondern entfaltet sogar, je nach Gesundheits- und funktionellem Zustand, wohltuende Wirkung.

Einer der ersten Versuche mit der stimulierenden Wirkkraft von Ginseng wurde von Professor Brekhman, dem Leiter des Biologischen Instituts für aktive Substanzen in Wladiwostok, mit Mäusen durchgeführt. Er kam darauf, durch einen Schwimmtest zu prüfen, ob Ginseng die Widerstandskraft stärkt. Mäuse werden ins Wasser gesetzt, wo sie so lange schwimmen, bis sie erschöpft sind. Vor einer zweiten Schwimmrunde mit Ginseng ließ man sie ausruhen. Professor Brekhman wies nach, daß Mäuse mit Ginseng in der Lage waren, fast doppelt so lange wie vorher zu schwimmen, bis sie denselben Erschöpfungsgrad erreichten. Dasselbe Experiment wurde in vielen Teilen der Welt wiederholt, immer mit demselben Ergebnis. Ein europäisches Labor hat kürzlich nachgewiesen, daß die gesteigerte Widerstandskraft der Mäuse auch dann noch durchaus bemerkenswert ist, wenn sie das Ginseng in Dosierungen bekommen, die einem normalen Äquivalent für Menschen entsprechen.

Die Wirkkraft von Ginseng ist kumulativ. Wenn Mäuse über einen Monat lang regelmäßig Ginseng bekommen, können sie daraufhin konstant doppelt so lang schwimmen wie jene Mäuse, die die Droge nicht bekamen. Russische Wissenschaftler haben die Wirkung von Ginseng auf Arbeitskraft und Energie des Menschen getestet, indem sie Korrektoren Ginseng einnehmen ließen, um ihre Lesegeschwindigkeit und -genauigkeit zu testen. Bei denjenigen, die Ginseng genommen hatten, steigerte sich die Zahl der gelesenen Buchstaben um 12% und reduzierte sich die Fehlerquote um 51%, verglichen mit denen, die ein Placebo ohne Ginseng eingenommen hatten. Ähnliche Resultate wurden bei Versuchen mit Menschen, die andere leistungsintensive Tätigkeiten ausführten, erzielt, wie zum Beispiel bei schnellem Morsen. Ginseng verbesserte Leistung und Leistungsfähigkeit bei Nachtschwestern einer Londoner Universitätsklinik, bei Studenten an einer schwedischen Universität, die Tests schrieben, und bei Menschen, die schwere körperliche Arbeiten verrichteten. Die erste Studie, die sowjetische Wissenschaftler überzeugen konnte, daß Ginseng einen Wirkstoff enthält, und die von Labors in aller Welt überprüft wurde, betraf 100 sowjetische Soldaten bei einem Geländelauf. Die Männer, die Ginseng genommen hatten, verbesserten ihre Zeit um etwa 6% im Vergleich zu jenen, die einem ähnlichen Training unterzogen waren, aber kein Ginseng bekommen hatten.

Verbesserung der Reflexe

Ginseng regt das Nervensystem selbst an. Es hat sich erwiesen, daß Reflexe dadurch beschleunigt werden können; zum Beispiel zeigten Tests, daß das Auge nach der Einnahme von Ginseng weniger Zeit braucht, sich an die Dunkelheit zu gewöhnen. Professor Petkov vom Institut für fortgeschrittene medizinische Studien in Sofia befaßte sich in den letzten 15 Jahren mit umfassenden Experimenten zur Wirkung von Ginseng auf das Nervensystem. Er entdeckte bei Versuchstieren nach der Einnahme von Ginseng eine typische Stimulierung der Gehirnströme (Elektro-Enzephalogramm) und stellte wiederholt fest, daß konditioniertes (gelerntes) Verhalten sowohl von Versuchstieren als auch von Menschen schneller erworben wurde. Die Voraussetzung dafür ist eine Steigerung der Effizienz der Gehirntätigkeit.

Professor Petkov hat auch das überraschende Phänomen beschrieben, daß Mäuse, die ein bestimmtes repetitives Verhaltensmuster gelernt hatten und es dann vergessen durften, ihr einstudiertes Verhalten nach Einnahme einer einzigen, geringen Dosis von Ginseng, die einer Dosierung von weniger als einem Gramm beim Menschen entspricht, reaktivieren konnten. Auch Ratten zeigten eine gesteigerte mentale Anpassungsfähigkeit, indem sie unter dem Einfluß von Ginseng leichter von einer bestimmten, antrainierten Reaktion auf eine andere umschalten konnten. Er zog daraus folgenden Schluß: »Ginseng stimuliert die grundlegenden nervlichen Prozesse, die das Funktionieren der Großhirnrinde gewährleisten, insbesondere Reizung ... und Hemmung, die die physiologische Grundlage für das geistige Funktionieren des Menschen überhaupt darstellen.« Er fährt fort: »Ginseng verursacht im Gegensatz zu anderen Stimulantien keine Störung im Gleichgewicht der cerebralen Prozesse. Das erklärt das Fehlen jeglichen ausgesprochenen Gefühls subjektiver Erregtheit, das für alle anderen Stimulantien charakteristisch ist ... und auch, warum dieses Stimulans den normalen Schlafrhythmus nicht stört.«

Es hat sich erwiesen, daß Ginseng bei gleichzeitiger stimulierender Wirkung auf das Nervensystem die Wirkungen von Alkohol und Beruhigungsmitteln wie Barbituraten und Chlorpromazin blockiert und umkehrt. Merkwürdigerweise konnte indessen in der Wurzel selbst ein beruhigender Inhaltsstoff nachgewiesen werden. Japanische Wissenschaftler an der Universität von Tokio konnten zeigen, daß Ratten unter Einwirkung von sehr hohen Dosen Ginseng-Extrakt, die einem Schlaftrunk beigemischt waren, länger und weniger unruhig schliefen als mit dem Schlafmittel allein.

An dieser Stelle stellt sich die Frage, wie eine Droge gleichzeitig stimulierende und beruhigende Inhaltsstoffe enthalten kann. Dies ist tatsächlich möglich, ohne paradox zu sein. Es wurde gezeigt, daß Ginseng eine Reihe von Wirkstoffen enthält, von denen einige auch entgegengesetzt wirken können. Insbesondere in Japan haben Wissenschaftler umfangreiche und höchst komplizierte Tests über Verhalten und Aktivität von Tieren durchgeführt. Sie haben herausgefunden, daß bestimmte Substanzen Aktivität und Lernbereitschaft fördern, während andere sie herabsetzen. Ein Mittel, das offensichtlich gegensätzliche Wirkungen entfaltet, ist in der Pflanzenheilkunde nichts Neues. Solche Mittel werden durchaus sehr geschätzt, denn der Wert eines einzigen Präparats, das den Menschen aufmuntert, wenn er müde ist, und ihn dennoch nicht übererregt, ist offensichtlich.

Ginseng im Vergleich zu anderen Stimulantien

Wie sowohl Professor Petkov als auch Professor Brekhman in ihren Berichten vermerkt haben, besteht zwischen Ginseng und anderen Stimulantien wie Coffein oder Amphetaminen ein himmelweiter Unterschied.

a) Ginseng ist kein Reizmittel. Es verursacht weder beim Menschen, noch, soweit das beurteilt werden kann, beim Tier ein Gefühl der Überreizung, Aufgeregtheit oder emotionale Störungen.

b) Ginseng enthält einen beruhigenden Inhaltsstoff. Im Unterschied zu anderen Stimulantien traten nach der Einnahme keine Schlafstörungen auf.

c) Ginseng wirkt stabilisierend. Je größer die Müdigkeit eines Menschen, eine desto stärkere Wirkung ist zu beobachten.

d) Ginseng verbessert den allgemeinen Gesundheitszustand, regt vor allem, wenn die Einnahme über einen längeren Zeitraum hinweg erfolgt, Appetit und Verstand an. Andere Stimulantien hingegen schaden um so mehr der Gesundheit, je länger sie genommen werden.

e) Ginseng ist wesentlich ungefährlicher als andere Stimulantien.

f) Ginseng kann zur Streßbekämpfung eingesetzt werden, während andere Stimulantien selbst Streß hervorrufen können.

Ginseng und Streß

Der Körper verfügt über eigene Mechanismen, die automatisch in Kraft treten, wenn gefährliche oder bedrohliche Situationen auftreten. Laute Geräusche, Drohungen, Verletzung, die Möglichkeit einer Verletzung, Furcht, Ärger, emotionale Spannung und so weiter führen alle automatisch zu Streß-Reaktionen. Die Reaktion wird hormonell gesteuert. Hormone sind chemische, von verschiedenen Drüsen im Körper produzierte Substanzen, die den Stoffwechsel steuern und regulieren und die Reaktion des Körpers an die äußeren Bedingungen anpassen. Sie sind mit Nerven vergleichbar, nur wird ihre Botschaft langsamer übermittelt; wenn man die Nerven als das Telefonnetz des Körpers sieht, wären die Hormone die Briefpost. Die Streß-Reaktion wird von den Hormonen gesteuert, die die direkt über den Nieren liegenden Nebennierendrüsen absondern. Diese Hormone rufen im Körper einen Zustand der Wachsamkeit und Bereitschaft hervor. Blut wird von ›Ruhezeit‹-Funktionen, z. B. der Verdauung, zu den Muskeln hin abgezogen. Der Herzschlag wird beschleunigt, die Blutgefäße ziehen sich zusammen, der Blutdruck steigt, der Stoffwechsel ändert sich, die körpereigenen Abwehrkräfte gegen Wunden und Infektionen erfahren eine Veränderung, die Geisteskräfte werden in Alarmbereitschaft versetzt.

Während gelegentlicher Streß durchaus gesund ist und dazu beiträgt, wach und motiviert zu bleiben, ist zuviel Streß dem Körper zweifellos abträglich. Ob der Streß nun von außen kommt, wie das bei Geschäftsleuten oder Arbeitern in lauten Fabrikhallen der Fall ist, oder ob er bei ängstlichen und nervösen Menschen von innen kommt, ständiger Streß beeinträchtigt die Gesundheit absolut. Die Abwehrkräfte gegen Krankheiten werden geschwächt, der Blutdruck ist hoch, und es treten Herz- und Kreislaufstörungen auf; zwischen Streß und Krebs konnte ein indirekter Zusammenhang festgestellt werden; Streß ist auch direkte Ursache von Verdauungsproblemen, Magengeschwüren, Müdigkeit, Schlaflosigkeit, Migräne und anderen Störungen. Der Körper verliert seine Vitalität, wenn seine Abwehrkräfte überbeansprucht werden.

Der größte Erfolg der wissenschaftlichen Ginseng-Forschung ist ihr wiederholter Nachweis, daß Ginseng dem Körper hilft, Streß zu bewältigen. In koreanischen, russischen, bulgarischen, amerikanischen und Londoner Labors ließ man unter Streß stehende Mäuse Ginseng einnehmen. Sie zeigten zwei grundlegende Verbesserungen. Erstens konnte eine Gewichtszunahme und verbesserte Funktionsfähigkeit der Nebennierendrüsen bei gleichzeitiger Normalisierung abnormaler und gestreßter Verhaltensweisen festgestellt werden: die Mäuse waren in der Tat besser in der Lage, Streß zu ›verarbeiten‹. Das erinnert an die chinesischen Soldaten, die Ginseng mit in den Kampf nehmen, um gegen Streß- und Schockeinwirkung gewappnet zu sein. Zweitens war eine tatsächliche *Abnahme* langfristiger Streßreaktionen und ihrer schädlichen Begleiterscheinungen zu verzeichnen. Der Körper hatte seine Abwehrkräfte verstärkt. Nach der Einnahme von Ginseng konnten Tiere auf momentanen Streß besser reagieren, andererseits normalisierten sich die Körperreaktionen aber auch schneller. Hier scheinen wir den Schlüssel für die dem Ginseng nachgesagte Fähigkeit, den allgemeinen Gesundheitszustand zu verbessern, gefunden zu haben.

Ginseng – ein ›Adaptogen‹?

Betrachten wir die Art und Weise, wie Ginseng die Widerstandsfähigkeit gegen Streß fördert, kommen wir unweigerlich zu einem der aufregendsten Gedanken in der Pharmakologie. Professor Brekhman wie auch Wissenschaftler in Südkorea führten die folgenden Versuche durch: Mäuse wurden unter der Einwirkung von Ginseng der depressiven Wirkung von Chloralhydrat, Barbituraten und Alkohol ausgesetzt – sie erholten sich schneller. Sie wurden mit Röntgenstrahlen bestrahlt, die schwere Körperschäden verursachen – ihre Widerstandskraft war doppelt so hoch. Die Mäuse wiesen auch eine größere Überlebensfähigkeit auf im Falle der Verabreichung einer gefährlichen Mischung von Giften und Drogen, wie starken Anti-Krebsmitteln, im Fall einer Infektion mit Bakterien sowie nach Streßeinwirkung durch physikalische Veränderungen wie Hitze, Kälte und Druck.

Danach wurden die Körper auf chemische Veränderungen hin untersucht, um zu sehen, wie die Mäuse damit fertig geworden waren. Überraschenderweise wirkte der Ginseng im Falle des Fehlens von Streß auf diese Prozesse absolut nicht ein. In anderen Worten, er wirkte nur im Sinne einer Normalisierung des Körpers, wenn er vom Weg abgekommen war. Dies führte zu der faszinierenden Idee, die Pflanze als ›Adaptogen‹ einzusetzen – als ein Medikament, das die Anpassungsfähigkeit des Körpers steigert und das seine Wirkung nur im Falle der Notwendigkeit entfaltet. Diese Idee ist in der westlichen Drogenforschung einzigartig, und abgesehen von Ginseng und seinen verwandten Arten in der Medizin des Orients ist keine Droge oder Heilmittel bekannt, das eine ›normalisierende‹ Wirkung entfaltet. Die meisten Wissenschaftler, die über die Wirkung von Drogen forschen, tun sich schwer, an die Existenz eines solchen Phänomens zu glauben. Aber die Tatsachen sprechen für sich; sie sind in der wissenschaftlichen Literatur veröffentlicht. In China kennt man diese Eigenschaft des Ginsengs selbstverständlich seit langem. Dort wurde immer schon behauptet, daß Ginseng abweichende Körperfunktionen wiederherstellen und harmonisieren kann. Die Chinesen können gut und gern von sich sagen, sie hätten es schon immer gewußt. Ein unschädliches Medikament, das – wie mild auch der Effekt sein mag – abweichende Körperfunktionen normalisiert, kann ein ideales Heilmittel genannt werden. Die Medizin der Vergangenheit könnte zur Medizin der Zukunft werden.

Wie kann Ginseng als ›Adaptogen‹ wirken? Genaue Kenntnis darüber zu gewinnen ist schwierig, da er in so vielfältiger Weise auf den Körper wirkt. Das Geheimnis scheint in seiner Wirkungsweise auf die Hormone zu liegen. Wenn Ginseng die Effizienz des hormonellen Nachrichtensystems verbessert, dann wäre eine verbesserte Koordinationsfähigkeit der Widerstandskräfte des Körpers zu erwarten. Dem Körper wird geholfen, sich selbst zu helfen, egal, ob die Störung nun zum Beispiel in einem ungewöhnlich hohen Blutdruck oder in unnormaler Müdigkeit liegt.

Es gibt Hinweise darauf, daß Ginseng tatsächlich verschiedene Drüsen zur Regulierung ihrer Hormonproduktion stimuliert. Koreanische und chinesische Untersuchungen haben ergeben, daß Ginseng direkt auf die Nebennierendrüsen wirkt, obwohl andere Studien zeigen, daß die Abwehrkräfte auch dann besser sind, wenn die Nebennierendrüsen entfernt worden waren. Wir können von der Vermutung ausgehen, daß Ginseng sowohl Wirkstoffe enthält, die direkt auf die Nebennierendrüsen wirken, als auch solche, die, wie Professor Petkov gezeigt hat, möglicherweise auf das Gehirn selbst wirken.

Was enthält Ginseng?

Viele der Wirkstoffe, die im Ginseng enthalten sind, konnten inzwischen als Glykoside erkannt werden. Und diese Glykoside des Ginseng enthalten Substanzen, die sich nicht sehr von einigen Körperhormonen unterscheiden! Japanische Forscher isolierten 13 Glykoside, die sie Ginsenoside Ra, Rb, Rc usw. nannten. Abgesehen von den Glykosiden enthält die getrocknete Ginsengwurzel essentielle Öle, Fettsäuren, Ginsenin, Phytosterin, schleimige Harze, Enzyme, Vitamine, Zucker, einige unbekannte Alkaloide, Minerale, Kieselsäure und nicht mehr als 13% Feuchtigkeit.

Aus dieser komplizierten Mischung von Substanzen geht eines klar hervor: Die Glykoside können die stimulierenden und tonisierenden Kräfte des Ginsengs und viele seiner anderen Eigenschaften bewirken. Bekanntermaßen haben die verschiedenen Glykoside leicht unterschiedliche Eigenschaften. Im Vergleich miteinander – z. B. in einem standardisierten Experiment wie der Zusatzzeit, die Mäuse schwimmen können – wirken einige

Glykoside stärker als andere. In einer Reihe von Forschungslabors von Universitäten und der Pharmaindustrie wurden Ginseng-Glykoside zur Standardisierung der Wirkstoffextrakte des Ginsengs isoliert und gereinigt. Mittels der Standardisierung wird es möglich sein, guten Ginseng von minderwertigem zu unterscheiden und im übrigen exaktere Dosierungen für die verschiedenen Verwendungszwecke anzugeben.
Seit reine Ginseng-Bestandteile zur Verfügung stehen, ist es möglich geworden, ihre Wirkungen auf den Körper zu testen. So fand man heraus, daß nur wasserlösliche Glykoside stimulierend auf den Stoffwechsel des Körpers wirken, während nur die alkohollöslichen Substanzen eine den Sexualhormonen ähnliche Wirkungsweise entfalten. Klar ist, daß Ginseng viele Substanzen enthält, die verschiedene und sogar gegensätzliche Wirkungsweisen entfalten können. Hier haben wir ein gutes Beispiel für eine Heilpflanze, die in ihrer Ganzheit wertvoller als in ihren Teilen ist.

Ginseng und Krankheit
Die Behauptung, daß Ginseng die Abwehrkräfte gegen Krankheitserreger stärkt, ist nicht leicht zu belegen. Sicher werden Tiere, die Ginseng bekommen hatten und dann mit krankheitserregenden Bakterien oder Parasiten infiziert wurden, weniger leicht krank. Dieser Tatsache wurde beim Menschen jedoch bislang wenig Beachtung geschenkt. Als Testpersonen wurde russischen Arbeitern Ginseng und Eleutherokokken in großen Mengen verabreicht; dem Anschein nach hatten sie weniger Erkältungen, verloren weniger Arbeitstage infolge von Krankheit und wiesen einen verbesserten Blutdruck auf. Ähnliche Beobachtungen wurden in europäischen Altenheimen gemacht, wo alte Leute durch die Einnahme von Ginseng eher gesünder und aktiver wirkten. Es ist indessen schwierig zu beweisen, daß es der Ginseng war, der den Patienten wohltat, oder ob es andere gesundheitsfördernde Einflüsse waren; der Zusammenhang zwischen Ginseng und dem allgemeinen Gesundheitszustand muß noch gründlich erforscht werden.

In der Rekonvaleszenz, einer Periode der Schwäche und verminderter Vitalität, kann Ginseng sehr hilfreich sein. Man hüte sich vor einer Verwechslung dieser Tatsache mit dem Heilen von Krankheiten, wofür Ginseng nicht geeignet ist. Ginseng beginnt erst dann seine Rolle zu spielen, wenn der Kampf gegen die Krankheit bereits gewonnen ist, der Körper aber noch kräftiger werden muß. Im Falle von Tuberkulose wurde dies von sowjetischen und koreanischen Wissenschaftlern untersucht; sie kamen zu dem Schluß, daß in der akuten Phase der Krankheit Ginseng und Eleutherokokken keine Wirkung zeitigen, danach aber die Zeit für die Rekonvaleszenz verkürzen. Eine kürzlich in einem koreanischen Krankenhaus vorgenommene Untersuchung hat eindeutig belegt, daß die Glykoside des Ginseng die Genesung von Patienten förderten, die schwere Operationen hinter sich hatten.

Es gibt eine Reihe von Krankheiten, bei denen Ginseng neben der Behandlung mit anderen Mitteln eine sekundäre Rolle spielen kann. So wurde er mit einigem Erfolg bei der Krebstherapie eingesetzt, um den Patienten zu helfen, die extreme, von den starken Arzneimitteln und Bestrahlungen herrührende Schwäche zu überwinden.

Studien haben auch gezeigt, daß Ginseng bei den allzu verbreiteten Kreislaufbeschwerden helfen kann. Gab man Hunden, deren Blutdruck künstlich erhöht worden war, Ginseng, so ging der Blutdruck etwas herunter. Genauso zeigten Tiere mit einem stark gesenkten Blutdruck eine signifikante Wendung zu normalem Blutdruck. In klinischen Versuchen mit älteren Patienten, die unter hohem Blutdruck litten, zeigte sich, daß Ginseng eine anhaltende, wenn auch nur geringfügige Senkung des Blutdrucks herbeiführte. Ein deutsches Ärzteteam berichtete über eine durchschnittliche Senkung des Blutdrucks um 23 bei Patienten mit einem systolischen Blutdruck von über 140.

Die Chinesen fügen Präparaten zur Behandlung von Infarkten und Herzkrankheiten immer Ginseng bei, obwohl es keinesfalls die primäre Behandlung durch Diät und Medikamente ersetzen kann.

Diabetes ist eine Regulationsstörung des Zuckerumsatzes in der Leber. Ginseng tendiert zur Verminderung des Blutzuckergehalts sowohl bei gesunden Tieren als auch bei solchen, deren Blutzuckerspiegel künstlich erhöht wurde. Diese stabilisierende Wirkung ist als typisch adaptogen zu bezeichnen, da sich mit Ginseng auch der Blutzuckerspiegel *erhöhen* ließ, nachdem er mittels Insulininjektionen künstlich gesenkt worden war.
Ginseng wirkt mild auf viele verschiedene Stoffwechselprozesse; zur Zeit werden Untersuchungen über seine Wirkung auf chemische Prozesse im Körper durchgeführt. Zum Beispiel haben Wissenschaftler vor kurzem entdeckt, daß mit Ginseng Körperenergie sparsamer freigesetzt und Überschüsse in der Leber gespeichert werden. Unter der Einwirkung von Ginseng war der Energievorrat von Versuchstieren nach starker körperlicher Beanspruchung nicht so erschöpft. Man hat auch entdeckt, daß Ginseng beim Abbau von Cholesterol im Blut helfen kann, was für die Prävention von Kreislaufkrankheiten von Bedeutung sein kann. Mit Ginseng wird auch die Umsetzung und Bildung wichtiger Körperstoffe in der Leber gesteigert. Es ist nicht gesichert, ob dies auf einer direkten Wirkung des Ginsengs beruht oder ob es eine sekundäre Folge der Stimulierung des Hormonhaushalts darstellt. Interessanterweise kann Ginseng den Stoffwechsel von Körperzellen selbst dann stimulieren, wenn die Zellen isoliert und in einem Reagenzglas aufbewahrt sind, so daß Hormone dazu nicht unbedingt gebraucht werden.

Ginseng und Potenz

Eine der vielen dem Ginseng nachgesagten Fähigkeiten ist die Steigerung der sexuellen Leistungsfähigkeit. Die Wissenschaft kann sich dazu durchaus äußern, und zwar vor allem in dem Sinne, daß Ginseng – außer in psychologischer oder suggestiver Hinsicht – die sexuelle Leistungsfähigkeit nicht stimulieren kann. Insofern erhöht es die sexuelle Leistungskraft vermutlich dann, wenn man daran glaubt – Virilität ist in gewissem Maße Glaubenssache.

Viele Drogen und Arzneimittel bezeichnete man optimistisch als Aphrodisiaka, tatsächlich jedoch gibt es ausgesprochen wenig echte Aphrodisiaka, und es bestehen Zweifel, ob Ginseng dazuzuzählen ist. Andererseits gibt es wissenschaftlich gesicherte Hinweise, daß er die zwar weniger spektakuläre, aber dennoch wichtige Funktion haben kann, die männliche Potenz in einigen bestimmten Fällen von Impotenz zu regenerieren. Viele Fälle von Impotenz sind psychischer Natur, manche aber sind auf ein Nachlassen der Produktion jener Hormone zurückzuführen, die sexuelle Reaktionen hervorrufen. Es gibt eindeutige Belege dafür, daß Ginseng Komponenten mit sexual-hormoneller Wirkung enthält, und in einigen Versuchen konnte nachgewiesen werden, daß es die schlimmen Folgen eines Mangels an männlichen Sexualhormonen abwenden kann.

In anderen Versuchen zeigte sich die Fähigkeit der Ginseng-Glykoside, die Bildung der Sexualorgane junger Tiere zu beschleunigen. Junge Mäuse kamen unter der Einwirkung von Ginseng früher in die Pubertät als unbehandelte Mäuse, und ihre Prostatadrüsen waren um 40 bis 60% größer. Von Professor Brekhman stammt die Anregung, die Stärke verschiedener Ginseng-Präparate am Gewichtszuwachs dieser Drüsen zu messen. Dr. Karzel von der Universität Bonn meint: »Das Vorhandensein von Bestandteilen mit einer Sexualhormonen vergleichbaren Wirkung in Ginseng-Präparaten scheint damit bewiesen ... Fragen, die das Verhältnis zwischen männlichen und weiblichen Hormonen betreffen, müssen indessen noch geklärt werden.«

Klinische Berichte aus Rußland führen an, daß bei Patienten, die unter Impotenz litten, nach der Einnahme von Ginseng eine bemerkenswerte Besserung eintrat. Die Patienten fühlten sich ruhiger und aktiver und konnten ihre sexuelle Leistungsfähigkeit verbessern. Obwohl der Forschung hier noch ein weites Feld offensteht, kann gesagt werden, daß sich die Chinesen möglicherweise mit Recht vom Ginseng erhoffen, im Alter noch fruchtbar zu sein.

Fünftes Kapitel

Ginseng — ein Lebenselexier?

Seit alters her gilt das Interesse der Chinesen der Suche nach dem Mittel für ein langes Leben. Während sich die Alchimisten in Europa dem Versuch hingaben, Schlacke in Gold zu verwandeln, beschäftigten sich die Alchimisten in China in vergleichbarer Weise mit der Suche nach dem Lebenselixier. Die Heilpflanzenbücher insistieren darauf, daß Ginseng Leben verlängern kann, obgleich sie einschränkend zugeben, daß es sicher nicht ›das Lebenselixier‹ ist: »Wenn die Pflanze Chuseng selbst Leben verlängern kann, versuche es und nimm das Elixier in den Mund«, sagt ein Alchimistenbuch aus dem Jahr 142 v. C.

Von all den Leuten, die den Ginseng in China hochschätzen, sind es die alten, deren Enthusiasmus am größten ist. Wie wir gesehen haben, glaubt man allgemein, daß er bei regelmäßiger Einnahme den Alterungsprozeß verzögert, Lähmungskrankheiten wie Arthrose und Herzkranzgefäßleiden fernhält, alternden Menschen mit schwindender Vitalität Energie verleiht und den Männern selbst bis zu ihren letzten Lebensjahren ihre sexuelle Potenz bewahrt. Das höchste Geschenk für einen alten Mann oder eine alte Frau in China ist eine gute Ginsengwurzel. Das Wissen und die Riten um Ginseng werden von den alten Menschen überliefert. Es sind die Alten, die Ginseng jahrelang in Branntwein legen und auf die günstigste Gelegenheit zum Verzehr warten, die den Ginseng und seine vermeintliche Strahlungsfähigkeit achten und ihn in Bleikästchen aufbewahren, und die ihre lebenslangen Ersparnisse für erlesene Wurzeln opfern. Von Mao Tse-tung wie auch von Tshou En-lai ist bekannt, daß sie regelmäßig Ginseng zu sich nahmen. Pater Jartoux stimmte vollkommen mit den Chinesen überein, daß Ginseng die Fähigkeit besitzt, Leben zu verlängern; er äußerte sich darüber mit großer Begeisterung.

Der Alterungsprozeß

Kann Ginseng dem Menschen wirklich helfen, Alterserscheinungen abzuwehren? Im Grunde sind das zwei Fragen: Gibt es so etwas wie einen ›Jungbrunnen‹? Und wenn ja, könnte Ginseng als solcher gelten? Bevor wir diese Fragen beantworten, müssen wir uns etwas näher mit dem Altern beschäftigen.

Altern selbst ist ein unvermeidlicher Prozeß. Obgleich Methusalem und andere nach dem Wortlaut der Bibel viele hundert Jahre alt geworden sein sollen, müssen wir davon ausgehen, daß die potentielle Lebenszeit eines Menschen auf etwa 100 Jahre beschränkt ist. Lange vor dieser Zeit zeigt der Körper Verfallserscheinungen. Organe, Körperzellen, Stoffwechsel funktionieren nicht mehr so reibungslos. Wissenschaftler haben kürzlich nachgewiesen, daß die Impulse selbst, die den Aufbau und das reibungslose Funktionieren des Körpers regulieren, allmählich nachlassen, wie auch der auf Tonband registrierte Ton nach häufigem Abspielen schwächer wird. Das bezeichnen wir als den *Alterungsprozeß*.

Alterserscheinungen nennen wir dagegen den sichtbaren Verschleiß, den dieser Prozeß mit sich bringt. Im Laufe des Alterns wird der Körper zunehmend anfällig gegen Krankheit und Schäden. Bei alten Menschen ist zum Beispiel die Wahrscheinlichkeit größer, daß sie sich Infektionen zuziehen, oder sie neigen zu langsameren Reaktionen und sind insofern häufiger in Verkehrsunfälle verwickelt.

Abwehr von Alterserscheinungen

Der Alterungsprozeß kann durch äußere Mittel weder verhindert noch künstlich beeinflußt werden. Wissenschaftler räumen ein, daß die Entdeckung eines echten Lebenselixiers nicht absehbar ist. Unsterblichkeit ist und bleibt ein Mythos. Das ist nicht so pessimistisch zu sehen, wie es klingt, denn die *Alterserscheinungen* können abgemildert werden. Das Motto der amerikanischen Gesellschaft für Geriatrie lautet, »den Jahren Leben und nicht dem Leben Jahre zufügen«.

Nehmen wir an, die Abwehrkräfte des Körpers könnten so gestärkt werden, daß der Mensch trotz zunehmenden Alters unter keiner vorzeitigen Krankheit leiden würde. In diesem Fall würde dieser Mensch seine potentielle Lebensspanne ausschöpfen. Er wäre gesund und aktiv bis hin zu seinem Todestag. Er stürbe eben ›an Alter‹, wenn sein Körper nicht mehr funktionieren kann. Unter der Landbevölkerung in einigen Shangri-La-Gebieten der Welt – abgeschlossenen Tälern in den Bergen Südrußlands, Hunza in Pakistan, Villacamba in Ecuador – leben viele sehr alte Leute in bester Gesundheit, die ihr potentiell maximales Lebensalter, 100 Jahre oder etwas mehr, erreichen.

Allgemein gesagt kann jede Behandlung, die Gesundheit und Fitneß des Körpers verbessert, dazu beitragen, Alterserscheinungen abzuwehren, obgleich der Alterungsprozeß selbst entsprechend fortschreitet. Yoga und Gymnastik können in dieser Hinsicht auf die Lebenszeit wirken. Im Gegensatz dazu kann das Rauchen die Lebenszeit verkürzen, indem es den Körper anfälliger gegen Krebs und Bronchitis macht.

Jede Zivilisation hat ihre volkstümlichen Mittel und Behandlungsmethoden, die zu einem gesunden, langen Leben führen sollen. Im Westen propagiert man als solche Substanzen Vitamin C und E, ungesättigte Öle in der Nahrung, Prokain, Anti-Oxydantien (ähnlich den Konservierungsmitteln in Nahrungsmitteln!) und synthetische Hormone. Dazu kommen als Hausmittel Comfreywurzel, Süßholz, Knoblauch und vegetarische Ernährung.

In Indien gibt es einen besonderen Zweig der Volksmedizin, genannt *Rasaaynen,* der sich mit der Bekämpfung von Alterserscheinungen beschäftigt. Es ist dies ein sehr altes und kompliziertes Heilverfahren, das eine Reihe erlesener Heilkräuter umfaßt, deren Einnahme über einen langen Zeitraum hinweg erfolgt. In dieser Zeit muß der Patient in einem separaten Raum oder einer Zelle leben, deren genaue Maße festgelegt sind. Von einigen berühmten indischen Politikern, wie Jawaharlal Nehru, weiß man, daß sie sich dieser Behandlung unterzogen haben.

Die Chinesen verfügen natürlich über einen reichhaltigen Bestand unterschiedlicher Heilpflanzen, die für die Bekämpfung von Alterserscheinungen geeignet sind; keine von diesen hat aber einen dem Ginseng ebenbürti-

gen Ruf. Ein Professor aus Peking, so berichtete die New York Times 1933, wurde 256 Jahre alt. Man sollte diese Angabe nicht zu ernst nehmen, aber interessant ist, daß er sein angebliches Alter auf einen Tee zurückführte, den er sich täglich braute. Der Tee enthielt Ginseng und ›Fo ti tent‹, d.i. *Hydrocotyle asiatica* (asiatischer Wassernabel), eine häufig vorkommende Schlingpflanze.
Dank Claude Bernard, einem verdienten Wissenschaftler, wurde es in den frühen zwanziger Jahren modern, die Geschlechtsdrüsen von Affen zu essen, um ein höheres Alter zu erreichen. Die Wissenschaftler glaubten damals, daß das Altern mit einem Nachlassen der körpereigenen Hormonproduktion zuammenhänge, und daß die äußere Hormonzufuhr in Form von Affendrüsen diesen Prozeß verlangsamen könne.
Etwas annehmbarer wurde die Hormontherapie mit der Entwicklung synthetischer Hormone wie dem Testosteron. Testosteron wird heute noch verwendet, wenn auch nur in bestimmten Fällen vorzeitiger Impotenz oder Nachlassens der Vitalität. Bei längerfristiger Einnahme hat es gewisse schädliche Nebeneffekte.
Theoretisch könnte die Hormontherapie einige altersbedingte Verfallserscheinungen verzögern, da die Leistungsfähigkeit körpereigener Hormone im Alter tatsächlich nachläßt. Eine äußere Hormonzufuhr kann das – allerdings nur eine gewisse Zeit – kompensieren.

Ginseng und Alter

Die Chinesen finden die europäischen Bemühungen mit Affendrüsen belustigend. Warum, so fragen sie, muß man Affendrüsen essen, wenn eine natürliche Pflanze existiert, die weitaus effektiver, anhaltender und sicherer wirkt? Das Faszinierende am Ginseng ist, daß er auch sehr ähnlich wie ein Hormon zu wirken scheint, zusätzlich aber die körpereigene Hormonproduktion anregt. Dies könnte erklären, wie Ginseng Alterserscheinungen abschwächt.
Wir haben festgestellt, daß ein zentrales Moment des Alterns auch das Nachlassen der körpereigenen Abwehr-

kräfte ist. Zu den häufigsten Alterserscheinungen gehört, besonders in den entwickelten Ländern, die Kreislaufschwäche, die Infarkte, Schlaganfälle etc. hervorruft. Wir wissen, daß Ginseng bei der Behandlung von Herzkranzgefäßkrankheiten und Diabetes hilfreich ist. Ein anderes häufiges Leiden älterer Menschen ist die Müdigkeit, und wir haben gezeigt, daß Ginseng ein langfristig sicheres und wirksames Stimulans ist. Alle diese Faktoren legen die Vermutung nahe, daß Ginseng für die Behandlung von Alterserscheinungen ein ideales Mittel darstellt.

Bedauerlicherweise gibt es für diesen Aspekt des Ginsengs kaum wissenschaftlich gesicherte Belege. Eine lebensverlängernde Wirkung wäre schwierig zu belegen, denn ein solches Bemühen würde sich über einen so langen Zeitraum erstrecken, daß die Wissenschaftler bei Beendigung des Versuchs selbst alt wären.

Indessen können Tiere zu dem Versuch herangezogen werden; die Lebenszeit von Mäusen beträgt zwei Jahre. Versuche zur Wirkung von Ginseng auf die Lebenszeit von Mäusen sind von mir und anderen an der Universität London durchgeführt worden. Die Mäuse erhielten ihr ganzes Leben lang Ginseng in sehr kleinen Dosen. Die behandelten Mäuse wirkten aktiver, nach einer gewissen Einnahmedauer gab es in dieser Gruppe im Vergleich zu einer entsprechenden Gruppe von Mäusen, denen kein Ginseng verabreicht worden war, weniger Todesfälle. Die Lebensdauer selbst veränderte sich indessen nicht in größerem Maße. Die Studie wird mit höheren Dosierungen wiederholt werden. Aus der Sowjetunion berichteten Wissenschaftler, daß eine Mäusekolonie mit Ginseng beträchtlich länger lebte als eine vergleichbare Kolonie ohne; eine Verifizierung steht hier noch aus.

Man kann auch Versuche mit menschlichen Zellen, die dem Körper entnommen wurden, ausführen. Der Autor und andere Wissenschaftler konnten zeigen, daß das Wachstum solcher isolierter Zellen stimuliert und das Absterben und der Zerfall der Zellen unter ungünstigen Lebensbedingungen verzögert werden konnte. Mit solchen Experimenten steht die Wissenschaft noch am Anfang.

Laufende Versuche

Es wurden auch Versuche mit alten Menschen in Krankenhäusern und Altersheimen unternommen. Sie zeitigten bereits ermutigende Resultate. In einem Fall erhielten 66 Patienten im Alter von 30 bis 60 Jahren Ginseng und Vitamine. Besserungen konnten bei den meisten Patienten, die an Herzinsuffizienz, Depression und verringerter Vitalität litten, verzeichnet werden. Auch in psychischer Hinsicht waren wohltuende Wirkungen festzustellen. Bei vielen Patienten stellte sich ein neuer Lebenswille ein. Die psychologische Wirkung ist auch das hervorstechendste Ergebnis eines anderen, kürzlich vorgenommenen klinischen Versuchs. Zwei deutsche Ärzte verabreichten 95 Patienten in Altersheimen Ginseng. Neben einer deutlichen Besserung von Blutdruck, Gedächtnis, nervlichen und körperlichen Funktionen zeigte sich bei 58 Patienten »eine so markante Stimmungsverbesserung, daß man sie fast euphorisch nennen kann, und in fast allen Fällen hielt diese über einen Zeitraum von Monaten an«. Die Ärzte fahren fort: »Es ist keine Frage, daß Müdigkeit oder Erschöpfung eines der hauptsächlichsten Symptome unserer Patienten war ... 83% zeigten deutliche Besserung dieser beiden Syndrome, was als hervorragendes Ergebnis bezeichnet werden kann.«

Eine andere Studie wird seit einiger Zeit in Ostdeutschland unter der Leitung der besten Gerontologen dort durchgeführt. Fast 600 Menschen werden untersucht. Erste Resultate zeigen, daß Ginseng ihr Wohlbefinden verbessert; weitere detaillierte Ergebnisse stehen noch aus.

Es dürfte korrekt sein zu behaupten, daß Ginseng für alte Menschen ein ideales Mittel ist. Ich bin überzeugt, daß die Chinesen der Welt die einzige Droge oder Medizin gaben, deren Heilkräfte nachgewiesenermaßen spezifisch auf die Lebensbedingungen älterer Menschen zugeschnitten sind. Mit dieser Ansicht stehe ich unter den

Ginseng-Forschern nicht allein. Professor Brekhman hält seit vielen Jahren dafür, daß Ginseng von größtem Interesse für die Gerontologen (Altersheilkundler) ist. Ein internationaler Pharmakonzern warb vor einiger Zeit für ein geriatrisches Präparat, das in Europa weitgehend erhältlich ist. Sein wichtigster Bestandteil ist Ginseng.

Ein Lebenselixier? - Nein

Ein Hinweis zur Vorsicht ist geboten. Es kann gefährlich sein, falsche Hoffnungen zu wecken. Wir haben gezeigt, daß Ginseng nicht als Elixier betrachtet werden kann. Er kann nur die Auswirkungen des Alterns erleichtern. Und selbst das tut er auf milde und sanfte Weise, indem er über einen langen Zeitraum hinweg die Gesundheit festigt. Wie viele andere Heilpflanzen wirkt er allmählich, und die erzielte Wirkung ist nicht heftig noch dramatisch. Überdies kann von ihm nicht eine Heilung der altersbedingten Verfallskrankheiten erwartet werden. Man kann sanfte Besserung erzielen, aber seine hervorstechendste Bedeutung liegt darin, den Körper beim Aufbau von Abwehrkräften zu unterstützen, um solche Verfallserscheinungen zu verzögern. Zu diesem Zweck muß er kontinuierlich und regelmäßig eingenommen werden. Es ist eine bekannte Tatsache, daß Menschen höchst unterschiedlich auf Drogen und Heilpflanzen ansprechen; die Wirkung von Ginseng kann sich sofort bemerkbar machen oder auch nicht – das hängt von anderen Faktoren wie Ernährung, Qualität der Wurzel usw. ab.

Es gibt andere Wege, wie alte Menschen ihre Chancen, ein gesundes Alter zu erreichen, verbessern können, die auf Dauer gesehen wahrscheinlich effektiver sind als alle Tonika, Ginseng mit inbegriffen. Die Ernährung sollte mäßig sein, viel Ballaststoffe, frisches Obst, Gemüse oder Getreide enthalten; fette, schwere Nährstoffe wie Fleisch, Zucker und Stärke sollten dagegen vermieden werden. Das ganze Leben lang sollte man regelmäßig und einigermaßen intensiv Gymnastik betreiben, da es problematisch und sogar gefährlich ist, leistungsintensive körperliche Betätigung erst mit fortgeschrittenem Alter zu beginnen. Ein streßfreies Leben, eine heitere und ruhige Existenz sind wesentlich für den Erhalt der Gesundheit. Dies schließt das vernünftige Vermeiden schädlicher Umwelteinflüsse ein.

Sechstes Kapitel

Ginseng-Therapien

Die Erfahrung der Chinesen wie auch die Experimente der modernen Wissenschaft sind für einen praktischen Zweck nutzbar zu machen: diejenigen, die Ginseng nehmen oder einsetzen wollen, darüber zu informieren, wie damit umzugehen ist. Im folgenden führen wir die Verwendungszwecke auf, für die Ginseng empfohlen werden kann:

a) Stimulans

Ginseng hat sich als sicheres, wirksames und natürliches Stimulans erwiesen, das vielen anderen Stimulantien wie Coffein oder Amphetaminen überlegen ist. Es kann bei Müdigkeit oder Erschöpfungszuständen oder bei Ausübung einer sehr belastenden Aufgabe, wie einer Prüfung, langen Autofahrten, Bühnenauftritten, ungewöhnlich schwerer körperlicher Arbeit usw., genommen werden. Bei Überarbeitung, Schlaflosigkeit oder nach Genußmittelmißbrauch wirkt es hervorragend; auch bei einem Kater kann es sehr hilfreich sein. Angaben zur Dosierung sind auf S. 66 zu finden.

b) Tonikum

In China schenkt man dem Ginseng mehr Aufmerksamkeit wegen seiner Eigenschaft als Stärkungsmittel mit Langzeitwirkung, da man glaubt, daß natürliche Heilmittel ihre wohltuende Wirkung auf die Gesundheit erst durch anhaltende und langfristige Einnahme entfalten. Er wird zur Rekonvaleszenz empfohlen, zur Bewältigung langanhaltender Müdigkeitszustände oder bei allgemeiner Leistungsschwäche. In diesen Fällen hilft Ginseng nicht nur, den Eindruck von Blässe und Schwäche zu überwinden, sondern es reduziert auch die Wahrscheinlichkeit einer Erkrankung durch die Aktivierung der körpereigenen Abwehrkräfte. Auch in Fällen von Krankheiten, bei denen Müdigkeit als Nebeneffekt auftritt, wie bei Anämie und Dysenterie, kann er helfen.

c) Psychische Effekte

Den russischen Versuchen mit Ginseng zur Verbesserung des Gemütszustands älterer Menschen nach zu urteilen, zeitigt die Langzeiteinnahme auch psychische Wirkungen. Er kann im Falle von Depression und Schlaflosigkeit empfohlen werden, da wiederholt nachgewiesen wurde, daß Ginseng das Gemüt aufheitert und, besonders bei alten Menschen, den Lebenswillen stärkt. Seine allgemein tonisierenden Wirkungen können auch Gedächtnis und Konzentrationsfähigkeit verbessern helfen.

d) Streß

Die regelmäßige Einnahme von Ginseng hilft zur Bewältigung von Streß und schwierigen Lebenssituationen. Er kann auch den Körper darin unterstützen, schädliche Langzeitwirkungen von Streß abzuwehren, die, wie wir gezeigt haben, den allgemeinen Gesundheitszustand und das Wohlbefinden beeinträchtigen.

e) Regulierung des Blutdrucks

Obwohl gezeigt wurde, daß Ginseng eine milde, stabilisierende Wirkung auf zu hohen oder zu niedrigen Blutdruck hat, ist davon auszugehen, daß die Ursachen für einen unnormalen Blutdruck häufig in inhärenten Gefäßveränderungen zu suchen sind, die mit Ginseng nicht rückgängig gemacht oder geheilt werden können. In Fällen von Störungen im Gefäßsystem kann er risikolos im Sinne einer längeren Kur genommen werden, doch sollte seine Wirkung hier jeweils im Einzelfall geprüft werden und die Einnahme mit Wissen und Zustimmung des jeweiligen Arztes erfolgen. Ginseng kann ohne Gefahr der Unverträglichkeit zusammen mit jedem anderen verschriebenen Medikament eingenommen werden.

f) Diabetes

Nachdem es einige Belege dafür gibt, daß Ginseng den Blutzuckerspiegel bei Diabetes regulieren kann, wird auch Diabetikern die Einnahme empfohlen; falls signifikante Besserung zu verzeichnen ist, kann dies im langfristigen Umgang mit der Krankheit berücksichtigt werden. Wiederum ist festzuhalten, daß es keine Probleme der Unverträglichkeit mit anderen Mitteln gibt, da die

Heilpflanze mild und in hohem Maße sicher ist. In jedem Fall ist es besser, bei der Bekämpfung einer spezifischen Krankheit von Ginseng abhängig zu werden – wenn es hilft – als von stärkeren allopathischen Medikamenten.

g) Impotenz
Dies ist ein Behandlungsfeld, auf dem sich Quacksalber und Kräuterweiblein tummeln. Wie wir gesehen haben, ist Impotenz weitaus häufiger auf psychische als auf physische Ursachen zurückzuführen. Ginseng kann in bestimmten Fällen physischer Impotenz helfen, besonders wenn sie auf einem allgemeinen Vitalitätsschwund beruht. Chinesische Ärzte setzen großes Vertrauen in Langzeitkuren mit Ginseng zur Behandlung physischer Impotenz und besonders bei nachlassender Potenz im Alter. Im übrigen sagen die Chinesen, daß eine Ginsengkur zur Behandlung von (sexuellem und allgemeinem) Vitalitätsschwund von einer Periode der Enthaltsamkeit begleitet sein sollte. Sie glauben, daß durch die Enthaltsamkeit Sekrete, die durch die Einnahme von Ginseng produziert werden, im Blutkreislauf reabsorbiert werden und so Gehirn und Körper neu beleben. Ein Aphrodisiakum, d.h. ein Wirkstoff, der zur Steigerung der Virilität zum Zeitpunkt sexueller Aktivität genommen wird, ist die Pflanze nicht.

h) Gesundheit im Alter
Dieses Thema wurde bereits in Kapitel 5 ausführlich behandelt. Hier genügt es festzustellen, daß Ginseng zu diesem Zweck regelmäßig – mindestens eine Kur im Jahr – genommen werden muß. Die Einnahmefrequenz sollte mit den Jahren gesteigert werden, so daß nach der Lebensmitte täglich eine Dosis genommen wird.

Die Einnahme von Ginseng
In China gibt es so viele rituelle Verzehrweisen von Ginseng, wie es Riten gibt, die das Sammeln oder den Anbau betreffen; medizinisch ist aber jede mögliche Art und Weise der Einnahme akzeptabel. In China kocht

man Ginseng vielfach und läßt ihn über lange Zeit in Wasser oder einer Mischung aus Alkohol und Wasser ziehen, bis man einen dunklen Extrakt erhält, der auf dem Markt in unterschiedlichen, aber ähnlichen Formen erscheint. Tropfen des Extrakts werden dann pur oder in Tee eingenommen. Ginseng kann auch gekaut werden: ein Stück der erforderlichen Größe wird von der Wurzel geschnitten und gründlich durchgekaut, bis es ganz weich ist. Eine andere verbreitete Methode ist, die Wurzel zu kochen, um Tee daraus zu brauen. Zu diesem Zweck werden spezielle Silberkessel verwendet, denn es ist ein eisernes Gesetz, daß kein anderes Metall außer Silber mit der Wurzel in Berührung kommen darf. Allgemein üblich ist es, die Wurzel zwischen 6 und 10 Stunden auszukochen, wobei man den Sud am Abend aufsetzt und im Morgengrauen aufsteht, das Präparat trinkt, um danach weiterzuschlafen. Besonders alte Leute legen gern eine ganze Wurzel, wenn möglich mit einigen Blättern zusammen, in eine Flasche Branntwein ein. Diese wird längere Zeit gelagert und dann mit dem größten Behagen regelmäßig gläschenweise genossen! Auf jede dieser Arten können auch wir im Westen Ginseng einnehmen, je nach Art der erhältlichen Wurzel. Wurzelstücke und ganze Wurzeln gibt es manchmal in Reformhäusern; chinesische Läden haben sie sicher vorrätig. Die teureren roten Wurzeln sind meist nur in China-Läden erhältlich, da der für den europäischen Pharmazeutika- und Heilmittelhandel exportierte Ginseng nur die weiße Sorte ist, die meist aus Korea und gelegentlich aus China stammt. Wurzelstücke und ganze Wurzeln können also gründlich durchgekaut oder ausgekocht werden. Aus Wurzelpulver kann man einen tischfertigen Tee brühen. Auch der Extrakt ist weithin in Europa erhältlich. Einige Firmen stellen ihn selbst in Europa aus importierten Wurzeln her und verkaufen ihn mit oder ohne Zugabe von Vitaminen. Koreanische Lieferanten exportieren auch fertige Päckchen ›Instant Ginseng Tee‹, der aus der Wurzel und manchmal dem Blatt oder der Blüte der Pflanze gewonnen ist. Diese Getränke sind schmackhaft, aber von geringerer Heilkraft als Wurzel oder Extrakt. Der Unternehmergeist der koreanischen Hersteller ist unglaublich. In koreanischen Supermärkten kann man heute Ginseng-Bonbons, Ginseng-Kaugummi, Ginseng-Haarlotion, Ginseng-Cremes und -Kosmetika und sogar mit Ginseng parfümierte Seifen kaufen!

Ist Ginseng unschädlich?

Wir haben schon festgestellt, daß Ginseng selbst in großen Dosierungen oder bei einer Langzeiteinnahme ganz unschädlich ist; die moderne Wissenschaft hat dies bestätigt. Professor Brekhman schreibt, daß die schädliche Dosis bei Tieren mindestens tausendfach höher liegt als die effektive; auf den Menschen bezogen hieße dies, daß man drei bis vier Pfund reinen Ginsengs auf einmal essen müßte. Neulich hat Professor Savel von der pharmazeutischen Fakultät der Universität Paris den Versuch unternommen, Mäusen so viel Ginseng zu verabreichen, daß Nebeneffekte auftreten. Es ist ihm nicht gelungen: die Mäuse litten unter vergrößerten Mägen, woran die Tatsache Schuld war, daß sie sich überfressen hatten, aber ansonsten ging es ihnen gut.

Italienische Wissenschaftler haben Mäusen über sechs Monate lang regelmäßig große Dosen Ginseng verabreicht, ohne irgendwelche krankhaften Wirkungen feststellen zu können, und klinische Versuche mit Patienten zeigten in keinem Fall schädliche Nebenwirkungen. Die Gesundheitsämter nehmen allgemein an, daß Ginseng unschädlich ist, und lassen ihn uneingeschränkt für den freien Verkauf zu.

Andererseits ist es wichtig, sich bewußt zu machen, daß Ginseng trotz allem ein Medikament ist, und es sind keine Medikamente bekannt, die nicht unter bestimmten Bedingungen irgendwelche unerwünschten Wirkungen zeitigten. Eine kürzlich von einem amerikanischen Arzt durchgeführte Untersuchung ergab, daß einige Leute, die über einen langen Zeitraum hinweg übergroße Mengen von Ginseng eingenommen hatten, verschiedene Symptome aufwiesen, darunter Schlaflosigkeit, Überreizung, Übelkeit und erhöhter Blutdruck. Im Kaschenke-

Krankenhaus in Rußland wurde bei einigen Patienten, die sich einer Ginsengbehandlung gegen Depression unterzogen, »sexuelle Erregung als Nebenwirkung festgestellt«. Über ähnliche Beobachtungen wurde vor kurzem in britischen medizinischen Zeitschriften berichtet. Die Entscheidung, ob solche Auswirkungen schädlich oder wohltuend sind, mag dem Leser überlassen bleiben.

Ginseng ist unschädlich, aber es sollte nicht mißbraucht werden. In der chinesischen Volksmedizin heißt es, daß junge und gesunde Leute sich nur gelegentlich einer Ginsengbehandlung unterziehen sollten und nur die kranken, geschwächten oder alten Leute eine ständige Behandlung brauchen könnten. Ein Zustand der Überwachheit kann manchmal eintreten, wenn Ginseng von erregbaren und hochgradig angespannten Gemütern oder wenn er zusammen mit anderen Stimulantien wie Kaffee eingenommen wird.

Dosierung

Manchmal ist auf den Ginseng-Päckchen die empfohlene Dosierung angegeben. Wie verläßlich sind diese Angaben? Wieviel von der Wurzel sollte man nehmen? Gibt es Unterschiede in der Dosierung je nach Zweck? Bei der Beantwortung dieser Fragen können wir uns von einer Synthese der Jahrtausende alten Erfahrung der Chinesen und den gründlichen Analysen der modernen Medizin leiten lassen.

In China kaut man Ginsengstücke von der Größe einer Erbse bis hin zur Größe einer Walnuß, wobei durchaus mehr als ein Stück am Tag gekaut wird. Dies entspräche einer täglichen Dosis von zwei bis sechs Gramm der Wurzel, und das ist auch die in der Pharmacopoea Japonica empfohlene Dosis. Trotzdem ist das noch doppelt so viel wie die üblicherweise bei europäischen Präparaten empfohlene Menge. Dies mag darauf zurückzuführen sein, daß die Chinesen dem Ginseng mehr Vertrauen entgegenbringen als wir Europäer. Tatsächlich scheinen die in China verzehrten Mengen oft eher davon abzuhängen, wieviel man sich leisten kann, als von irgendwelchen anderen Überlegungen. Überdies ist die Qualität der chinesischen Wurzeln vermutlich um einiges besser als die der im Westen allgemein erhältlichen Wurzeln, was den tatsächlichen Unterschied in der Dosierung noch vergrößert. Die Heilpflanzenbücher verschreiben im allgemeinen eine Dosis von ungefähr zwei Gramm der Wurzel täglich, die über einen beträchtlichen Zeitraum hinweg jeden Tag genommen werden soll. Wir können für eine Langzeittherapie die Einnahme von zweimal täglich einem Gramm empfehlen. Allerdings ist die jeweilige Dosierung eine individuelle Angelegenheit; man sollte also mit der Dosierung experimentieren, um die jeweils günstigste Menge zu finden. Eine Ginsengbehandlung sollte mindestens einen Monat dauern. Ältere Leute können Ginseng ständig in einer Gesamtmenge von einem bis zwei Gramm täglich nehmen. Für Kurzzeitwirkung, d. h. als Stimulans, um Müdigkeit und Erschöpfungszustände zu bekämpfen und im Fall von rekonvaleszenzbedingter Körperschwäche, kann die Dosis etwas erhöht werden. Es genügen zwei bis drei Gramm am Tag, wieder aufgeteilt in eine morgendliche und eine abendliche Dosis.

Unterschiedlich starke Wirkungen

Es ist ein allgemeiner Erfahrungswert, daß einige Leute die Wirkung des Ginsengs spüren und andere nicht. Im allgemeinen können die meisten Menschen bei höheren Dosen eine Stimulierung feststellen, was allerdings davon abhängt, ob sie oder ob sie nicht erschöpft sind. Je höher der Grad der Erschöpfung, desto stärker wird die Normalisierung spürbar sein. Auch in der Langzeitbehandlung mit Ginseng in geringeren Mengen kann man sich gewisser Veränderungen bewußt werden oder auch nicht. Das liegt daran, daß die konstitutionellen Unterschiede in der Art und Weise, wie Menschen auf Drogen reagieren, enorm groß sind. Schlankere Menschen zum Beispiel neigen dazu, stärker auf Drogen zu reagieren, wie auch jene, die an einfache Kost gewöhnt sind. Jemand, der eine Schlankheitsdiät macht, wird die Wirkkräfte des Ginsengs vielleicht stärker spüren als jemand, der reichhaltige Kost mit Fleisch zu sich nimmt.

Auch psychische Faktoren spielen hier eine Rolle. Manche Menschen glauben, daß Ginseng eine so starke Wirkung hat, daß sie mit einer gewissen Dosis ›high‹ werden. Bei jungen Leuten an der Westküste Amerikas ist es Mode geworden, zu diesem Zweck den ganzen Tag lang Mengen von Ginseng zu verzehren. Im September 1974 berichtete eine deutsche Zeitung, daß ein junger Mann in Berlin mit einem Gewehr fuchtelnd in eine Apotheke kam und zwei Päckchen Ginseng verlangte. Er muß es sehr nötig gehabt haben!

Ginseng ist genausowenig »eine Alternative zu Rauschgift und Alkohol«, wie ein sensationslüsterner Zeitungsartikel schrieb, wie Knoblauch. Andererseits erweckt er zweifellos den subjektiven Eindruck von Gesundheit und Vitalität und damit ein Gefühl allgemeinen Wohlbefindens. Manchen Leuten vermittelt eine Sauna das gleiche Gefühl, aber es wäre übertrieben zu sagen, daß ein Saunabad die Leute ›high‹ macht. Es kann kategorisch festgehalten werden, daß keinerlei Anlaß zu der Vermutung besteht, Ginseng habe berauschende Wirkung. Im Gegenteil erwies es sich als geeignet, den Körper vor Alkohol- und anderen Räuschen zu bewahren. Es wäre insofern richtiger zu sagen, daß Ginseng beim Entzug von Rauschgift und Alkohol hilft.

Siebtes Kapitel

Ginseng und die Volksmedizin heute

Es hat buchstäblich Tausende von Jahren gedauert, bis Ginseng Zugang zum westlichen Markt fand. Die Ärzte sind damit im allgemeinen nicht vertraut, und die, die es doch sind, betrachten ihn oft als »eine weitere nutzlose Spielerei«. Die allgemeine Einstellung der Medizin unterscheidet sich kaum von der im Report des Smithsonian Institutes zu Anfang des Jahrhunderts geäußerten Ansicht: »Ginseng ist unwirksam, soweit die westliche Medizin das beurteilen kann ... seine Wirkung ist rein psychologischer Natur ... aber wir sind noch nicht unter die Oberfläche des medizinischen Wissens der Chinesen gedrungen.«

Erst vor einigen Jahren noch äußerten sich Spitzenmediziner genauso zur Akupunktur: daß sie nicht wirklich wirksam sei, daß sie bloßer Betrug oder Hypnose sei. In ihrer Verdammung waren sie oft so vernichtend, daß diejenigen, die Akupunktur anwandten, häufig nicht viel anders denn als Kurpfuscher betrachtet wurden. Heute sind dieselben Experten zur gegenteiligen Ansicht gekommen und erkennen die Akupunktur als Heilverfahren mit großem potentiellem Nutzen an. Es muß gesagt werden, daß im Westen noch niemand einen Bericht veröffentlicht hat, der die Akupunktur wirklich versteht.

Man könnte vermuten, daß sie – wie auch die offensichtlich paradoxen Aspekte des Ginsengs – unter einem konventionellen Blickwinkel schwer zu verstehen ist. Sie muß mit den Augen der chinesischen Volksmedizin, mit ihrer Sicht vom Körper und seinen Heilkräften betrachtet werden.

Warum wurde Ginseng bislang ignoriert?

Es ist gut möglich, daß es dem Ginseng ähnlich gehen wird wie der Akupunktur. Er mag sehr wohl eines Tages als eine wichtige neue Hilfe zur Erhaltung der Gesundheit anerkannt werden und im Westen verbreitete Anwendung finden. Dann könnte die Frage gestellt werden: Warum wurde ein so offensichtlich wohltätiger Stoff so lange ignoriert? Mehrere Gründe können hier angeführt werden:

1. Die Untersuchungen, die von den ersten Ginseng-Forschern durchgeführt worden waren, »basierten nicht auf der echten Pflanze, die schwer erhältlich und teuer ist«, schrieb C. F. Leyel, F. R. S. Das führte zu einem sich selbst perpetuierenden Mythos, die Pflanze sei wertlos; ein Experte gab es dem nächsten weiter, und es schlug sich in Berichten und Büchern wie der Encyclopedia Britannica nieder.
2. Zahlreiche Artikel über Ginseng sind in den naturwissenschaftlichen Zeitschriften Chinas, Rußlands, Japans und Koreas veröffentlicht worden. Es könnten 2000 an der Zahl sein. Die meisten dieser Artikel wurden jedoch nicht übersetzt, und sehr wenige sind von Wissenschaftlern aus dem Westen gelesen worden. Zum Teil liegt das an der Schwierigkeit, die Artikel überhaupt zu bekommen, zum Teil ist es aber auch auf das sehr geringe Interesse der Experten an solcherlei Informationen aus dem Osten zurückzuführen. Die Information über medizinische und wissenschaftliche Fragen floß meist in nur eine Richtung – vom Westen in den Osten. Abgesehen von einem Informationsdefizit existiert aber auch ein Vertrauensdefizit, so daß selbst dann, wenn Informationen in den Westen gelangen, diese oft unbeachtet bleiben oder mit Argwohn behandelt werden, denn die betreffenden Experten trauen weder den Autoren, die sie nicht kennen, noch den Zeitschriften, die sie nicht respektieren.
3. Westliche Medikamente werden meist synthetisch und genauestens standardisiert hergestellt, verpackt und von einer riesigen pharmazeutischen Industrie, die in der Medizin eine mächtige Stimme hat, vertrieben. Ärzte haben das Gefühl, daß nur solche Medikamente, die dieser Norm entsprechen, eingesetzt werden sollten. Ihre Haltung ist sicher von ihrer Ausbildung an den medizinischen Fakultäten und von der Werbung der pharmazeutischen Industrie geprägt. Die pharmazeutische Industrie ist strikt gegen die Naturheilverfahren eingestellt, da sie vom Handel mit Kräutern und Wurzeln nicht existieren könnte.
4. Ginseng hat, wie viele andere Heilpflanzen, eine

milde Wirkung, die äußerst wohltuend ist, wenn die Wurzel regelmäßig über eine gewisse Zeit hinweg eingenommen wird. Es gibt kein spezifisches Leiden, von dem man behaupten könnte, daß es mit Ginseng *geheilt* werden kann. Alle auf den vorangegangenen Seiten besprochenen Wirkungen unterscheiden sich so grundsätzlich von der Wirkung konventioneller Medikamente, daß ein Vergleich mit starken, synthetischen Drogen unangemessen wäre. Einige Aspekte, wie seine Wirkung als ›Adaptogen‹, scheinen aus konventioneller Sicht unwahrscheinlich, während sie der Volksmedizin eingängig sind. In der Vergangenheit wurde über Ginseng in einer Weise nachgedacht, die an seinen wohltuendsten Kräften vorbeigehen mußte.

Synthetische Wirkstoffe gegen pflanzliche Drogen

Es ist eigenartig, daß viele Ärzte Heilpraktiker und ›Kräuterdoktoren‹ praktisch als Scharlatane betrachten, obwohl eine Vielzahl der von den Ärzten eingesetzten synthetischen Arzneimittel ursprünglich Pflanzenderivate sind. Die Wirkstoffe mögen zum Zwecke der Standardisierung extrahiert, verändert, resynthetisiert usw. sein, aber die ursprüngliche Entdeckung und Isolierung der Droge beruht auf den traditionell bekannten Heilpflanzen: Digitalis, das wichtige herzstabilisierende Glykosid des Fingerhuts; Morphium vom Mohn; Chinin, einst unabdingbar bei der Behandlung der Malaria, aus der Rinde eines Baumes; Reserpin, das zur Behandlung Geisteskranker gebraucht wird, von der Rauwolfia – die Liste ist endlos.
Es ist vielleicht nicht allgemein bekannt, daß die Forschung sich weiterhin darum bemüht, immer neue Medikamente aus traditionellen Pflanzenheilmitteln zu gewinnen. Erst kürzlich wurden die stark wirksamen Antikrebs-Alkaloide Vinblastin und Vincristin in der Pflanze *Vinca rosea* entdeckt, die seit alters her in der indischen Heilkunde verwendet wird. Ein Millionen-Dollar-Antikrebsprogramm in Amerika umfaßt auch eine neue und umfangreiche Untersuchung von Heilpflanzen der Volksmedizin auf ihre möglichen Antikrebs-Eigenschaf-

ten hin. Kein Mensch würde bestreiten, daß die pharmazeutische Industrie auf Pflanzen gründet.
Es wäre insofern richtiger zu sagen, daß die medizinische Welt sich gegen Pflanzen richtet, aus denen keine chemisch definierten und standardisierten Stoffe zu gewinnen sind, als daß sie gegen die Pflanzen als solche eingestellt sei. Wie ein bedeutender britischer Wissenschaftler sich über Ginseng äußerte: »Es hat keinen Zweck, darüber zu forschen, bis wir wissen, was er enthält.« Genau diese Einstellung ist es, die westliche medizinische Experten daran hindert, den Reichtum der traditionellen Heilmittel zu verstehen und anzuwenden. Wen kümmert es, welche chemischen Substanzen eine Pflanze enthält, solange sie sicher wirkt? Es macht keinen Sinn, die Ziele der Medizin über der Extrahierung und Synthetisierung von Drogen zu vergessen.
Neben der Außerachtlassung einiger wichtiger Heilmittel, die zufällig zu kompliziert sind, um daraus bekannte Wirkstoffe zu isolieren, gibt es noch eine schwerwiegendere Gefahr. Das Extrahieren und Definieren des zentralen Wirkstoffs könnte andere in der Pflanze enthaltene Stoffe unberücksichtigt lassen, die für eine ausgewogene Behandlung wichtig sind.
Dem Pflanzenheilkundigen ist es einsichtig, daß Medikamente so fein abgestimmt sein müssen wie Musik. Der Extraktion einer einzelnen Substanz entspräche bei einem Orchester, alle Instrumente, außer dem lautesten, auszuschalten. Dies ist nicht nur unnötig, es kann tatsächlich auch schädlich sein. Im 17. Jahrhundert wurde zum Beispiel Aspirin aus der Weide extrahiert. Vermutlich war es das erste Arzneimittel, das gereinigt und synthetisiert worden ist. Nach 300 Jahren konstanter Verwendung zeigten sich nunmehr Nebeneffekte wie Magenbluten. Es wäre besser gewesen, es nicht in solch konzentrierter und reiner Form zu verwenden.
Ginseng ist eine der wenigen Pflanzen, für die es klare wissenschaftliche Beweise gibt, daß sie als ganze mehr heilsame Wirkstoffe enthält als jede chemische Substanz, die bislang daraus isoliert werden konnte.

Vielfältige und paradoxe Heilwirkungen

In der konventionellen wissenschaftlichen Forschung wird bei dem Versuch, einen einzigen chemischen Inhaltsstoff zu extrahieren, auch nach einer einzigen, genau definierten Wirkung der Droge gesucht. Zum Beispiel werden Testreihen durchgeführt, um zu untersuchen, ob eine Droge den Blutdruck hebt oder ob sie ihn senkt. Ginseng ist in seiner Art einzig, da es die erste Heilpflanze zu sein scheint, für die wissenschaftlich belegt ist, daß ihre Wurzel als Ganzes vielfältige und scheinbar paradoxe Heilwirkungen besitzt. Sie kann gleichermaßen den Blutdruck heben und senken, sie kann als Stimulans wie als Beruhigungsmittel wirken. Die allopathische Medizin würde eine genau definierte Droge zum Heben des Blutdrucks und eine andere zum Senken des Blutdrucks vorziehen; aber keine der beiden Drogen wäre in der Lage, den körperlichen Bedürfnissen so zu entsprechen, wie es der Ginseng tut. Dies zeigt, daß die Weltanschauung, auf der die konventionelle Medizin beruht, neu durchdacht werden muß.

Es wäre Unsinn, in das andere Extrem zu verfallen und der konventionellen Medizin vorurteilsbeladen gegenüberzustehen. Selbstverständlich können die stärker wirksamen synthetischen Arzneimittel eine Menge leisten, was die Heilpflanzen nicht können. Man denke nur an die neuerdings erhältlichen Drogen, mit denen die Tuberkulose, Lepra oder Malaria bekämpft werden können, oder die Impfstoffe, die den Menschen gänzlich vor Pocken oder Cholera schützen können, oder die Injektionen, die einem Diabetiker zu einem relativ guten Gesundheitszustand verhelfen können. Mein Ziel ist es, darauf hinzuweisen, daß die konventionelle Medizin Lücken aufweist, die mit großem Gewinn von der Naturheilkunde gefüllt werden können. Heilpflanzen sollten wie in China ihren Platz neben den konventionellen Medikamenten finden. Sie sollten genutzt werden, um die Gesundheit zu erhalten, zur Genesung und als Tonikum, während die stärkeren Medikamente dann eingesetzt werden sollten – wie auch im Arzneibuch des Himmlischen Landmanns, des Kaisers Shen Nung –, wenn trotz aller Vorbeugemaßnahmen eine ernsthafte Krankheit auftritt. Das wäre dann das beste vom alten und vom neuen.

Ginseng findet täglich ein paar neue Anhänger mehr. Er wird bereits in den Reformhäusern vieler europäischer Länder verkauft, und es ist der hauptsächlichste Bestandteil im einzigen, weithin erhältlichen geriatrischen Präparat, das in Europa im Handel ist. Wir können hoffen, daß bei zunehmender Bekanntheit auch im Westen begonnen wird, ernsthaft seine Eigenschaften zu erforschen. Die Ärzte wüßten dann mehr darüber und würden zur Verbesserung des allgemeinen Gesundheitszustands ihrer Patienten Ginsengkuren verschreiben, wie das längst in Rußland und China geschieht.

In Großbritannien wird Ginseng vom medizinischen Berufsstand nicht bereitwillig akzeptiert. Dies zeigt eine kürzlich ergangene Empfehlung, daß jegliche Werbung für welche Heilanzeigen auch immer untersagt werden sollte. Andererseits gibt es viele begeisterte Anhänger, die Ginseng nehmen, darunter auch einige Ärzte und Psychiater. Nicht selten findet das Mittel in den Zeitungen Erwähnung. Henry Kissinger, der so energiegeladen in der Welt herumreiste, kam in die Schlagzeilen, weil er Ginseng besaß, dasselbe gilt für die Nordvietnamesen. Tatsächlich schien die nordvietnamesische Delegation während der langen Sitzungen auf der Pariser Friedenskonferenz nie offensichtlich müde oder erschöpft. Daraufhin angesprochen, präsentierten sie mit einer Verbeugung ihr Ginseng.

Das letzte Wort gehört Sir Edwin Arnold, dem berühmten Übersetzer, Reisenden und Autor, der als Ergebnis seiner Erfahrungen in China zusammenfassend beredt für Ginseng eintritt:

»Will man den Chinesen glauben, so ist asiatischer Ginseng das beste und wirksamste aller Belebungsmittel, Stimulantien, Tonika, Magen-, Herz- und Fiebermittel, das überdies schwindende Kräfte regeneriert und stärkt. Er füllt das Herz mit Heiterkeit, während seine gelegentliche Einnahme, wie man sagt, die Lebensspanne des Menschen um ein Jahrzehnt verlängert. Können all die

Generationen von Orientalen, die den Himmel für die vielen Wohltaten des Ginsengs gepriesen haben, sich so vollständig getäuscht haben? War die Menschheit immer fehlgeleitet, wenn ein halber Weltball an etwas glaubte, das niemals marktschreierisch angepriesen und wofür nie Werbung betrieben worden war?«